护理实训简易流程

编委会

主　编　傅一明　许练光　陈照坤　戚　林

编　者　陈清波　宁桂英　江　群　刘伟玲
刘　莲　陈　璋　凌　玲　朱　琳
邓　琴　陈桂莲　戴春端　潘立敏

人民卫生出版社

图书在版编目（CIP）数据

护理实训简易流程/傅一明等主编. —北京：人民卫生出版社，2010.5

ISBN 978-7-117-12699-1

Ⅰ.①护… Ⅱ.①傅… Ⅲ.①护理-技术操作规程-专业学校-教材 Ⅳ.①R472-65

中国版本图书馆CIP数据核字（2010）第033809号

门户网：www.pmph.com	**出版物查询、网上书店**
卫人网：www.ipmph.com	**护士、医师、药师、中医师、卫生资格考试培训**

护理实训简易流程

主　　编： 傅一明　许练光　陈照坤　戚　林
出版发行： 人民卫生出版社（中继线 010-59780011）
地　　址： 北京市朝阳区潘家园南里19号
邮　　编： 100021
E-mail： pmph @ pmph.com
购书热线： 010-67605754　010-65264830
010-59787586　010-59787592
印　　刷： 潮河印业有限公司
经　　销： 新华书店
开　　本： 787×1092　1/16　　**印张：** 6.5
字　　数： 164千字
版　　次： 2010年5月第1版　　2013年8月第1版第6次印刷
标准书号： ISBN 978-7-117-12699-1/R·12700
定　　价： 25.00元
打击盗版举报电话：010-59787491　E-mail：WQ @ pmph.com
（凡属印装质量问题请与本社销售中心联系退换）

前　言

在“国务院关于大力发展职业教育的决定”等重要文件精神指导下，中等卫生职业教育以前所未有的速度发展，第二届卫生职业教育教学指导委员会遵循“以就业为导向、以能力为本位、以岗位需求为标准”的职教原则，在经过认真的调研和反复论证后修订了中等卫生职业教育护理专业的教学计划与教学大纲，并于 2007 年 5 月正式颁布，与之对应的护理专业配套教材相继正式出版，并起到了很好的指导作用，但临床护理技术教材仍需不断更新和完善，才能适应我国快速发展的卫生事业的需要。护理专业是一个操作技能要求很高的专业，因此护理操作技能是培养护理专业学生职业能力的关键，也是从事护理工作必须具备的岗位核心能力，为了达到教学与临床相结合的目的，更有效地指导护理专业学生学习掌握护理专业操作技能，我们邀请了来自临床一线的护理专家和资深的护理专业教师共同讨论、研究，努力使教学适应临床发展需要，尝试把“程序教学法”融入护理实训教学过程中，从而编写了《护理实训简易流程》，旨在帮助和促进护生们对专业技能的学习。

本教材在编写过程中遵循“贴近学生、贴近岗位”的原则，以新版护理专业核心课程教材为蓝本，打破基础护理技术和专科护理技术的界线，用程序的方式把各项临床护理实用操作技术流程化，并将护理操作实施过程中需要的人文知识、沟通技巧融入其中，既有效培养了学生的护理职业能力，提高了综合素质，又使得许多复杂的护理操作变得简单明了、一目了然，便于学生理解、练习、记忆及应用，具有科学性、规范性、实用性和创新性。本教材作为护理专业实训指导书，对提高护理实训教学质量，加强教学与临床相结合，将起到不容忽视的作用。

本教材适用于中、高职护理专业学生实训指导、在岗护士的自我提高、护理技能培训和护理操作技能考核指南。

本书的编写得到了各级领导的支持和护理界同仁的鼎力相助，还参考了新世纪以来的大量权威专业书籍，引用了许多作者的部分资料，凝结了他们的智慧及辛勤工作的结晶，在此一并致谢。

限于水平，谬误难免，还望专家、同行和广大读者提出宝贵意见和建议。

傅一明　许练光　陈照坤　戚　林

2010 年 3 月

目 录

一、基础护理技术 …… 1
（一）护士工作服饰准备操作流程 …… 1
（二）无菌技术基本操作流程 …… 2
（三）洗手法操作流程 …… 3
（四）穿脱隔离衣操作流程 …… 4
（五）入院护理操作流程 …… 5
（六）住院病人办理出院操作流程 …… 6
（七）运送病人法 …… 7
1. 平车运送过床易操作流程 …… 7
2. 平车运送一人法操作流程 …… 8
3. 平车运送二人法操作流程 …… 9
4. 平车运送三人法操作流程 …… 10
5. 平车运送四人法操作流程 …… 11
6. 平车运送法（挪动法）操作流程 …… 12
7. 病人轮椅搬运法操作流程 …… 13
（八）轴线翻身法操作流程 …… 14
（九）测量体温、脉搏、呼吸操作流程 …… 15
（十）上肢肱动脉血压测量技术操作流程 …… 16
（十一）鼻饲法操作流程 …… 17
（十二）晨间护理操作流程 …… 18
（十三）晚间护理操作流程 …… 19
（十四）口腔护理操作流程 …… 20
（十五）床上洗头操作流程 …… 21
（十六）床上擦浴操作流程 …… 22
（十七）铺床法 …… 23
1. 铺备用床操作流程 …… 23
2. 铺麻醉床操作流程 …… 24
3. 卧床病人更换床单操作流程 …… 25
（十八）女病人导尿操作流程 …… 26
（十九）男病人导尿操作流程 …… 27

（二十）真空试管采血操作流程 …… 28
（二十一）持续膀胱冲洗操作流程 …… 29
（二十二）大量不保留灌肠操作流程 …… 30
（二十三）肛管排气操作流程 …… 31
（二十四）冰袋使用操作流程 …… 32
（二十五）热水袋使用操作流程 …… 33
（二十六）口服给药法操作流程 …… 34
（二十七）超声雾化吸入操作流程 …… 35
（二十八）皮内注射操作流程 …… 36
（二十九）皮下注射操作流程 …… 37
（三十）肌内注射操作流程 …… 38
（三十一）青霉素皮内过敏试验操作流程 …… 39
（三十二）四肢静脉注射操作流程 …… 40
（三十三）密闭式静脉输液操作流程 …… 41
（三十四）小儿头皮静脉穿刺操作流程 …… 42
（三十五）静脉留置针操作流程 …… 43
（三十六）婴幼儿静脉留置针操作流程 …… 45
（三十七）密闭式静脉输血操作流程 …… 46
（三十八）静脉血标本采集操作流程 …… 47
（三十九）动脉血标本采集操作流程 …… 48
（四十）血培养标本采集操作流程 …… 49
（四十一）尿标本采集法操作流程(尿常规) …… 50
（四十二）痰标本采集法操作流程 …… 51
（四十三）氧气吸入法 …… 52
1.（氧气筒式）氧气吸入操作流程 …… 52
2. 中心供氧氧气吸入操作流程 …… 53
（四十四）吸痰法 …… 54
1. 电动吸引器吸痰操作流程 …… 54
2. 中心负压吸痰操作流程 …… 55
（四十五）自动洗胃机洗胃法操作流程 …… 56
（四十六）心肺复苏 …… 57
1. 传统心肺复苏操作流程(单人) …… 57
2. 单人心肺复苏操作流程(2005 国际法) …… 58
3. 双人成人心肺复苏操作流程 …… 59
（四十七）简易呼吸器操作流程 …… 60
（四十八）尸体护理操作流程 …… 61

二、常见专科护理技术 …… 62
（一）腰椎穿刺术配合流程 …… 62

（二）骨髓穿刺术配合流程 …… 63
（三）胸腔穿刺术配合流程 …… 64
（四）腹腔穿刺术配合流程 …… 65
（五）CVP 监测操作流程 …… 66
（六）经外周插管的中心静脉导管置管术(PICC)操作流程 …… 67
（七）十二指肠引流术配合流程 …… 68
（八）三腔二囊管压迫止血配合流程 …… 69
（九）心电图录图配合流程 …… 70
（十）心电监护操作流程 …… 71
（十一）除颤术配合流程 …… 72
（十二）血液净化配合流程 …… 73
（十三）腹膜透析配合流程 …… 74
（十四）手术前准备操作流程 …… 75
（十五）穿脱无菌手术衣操作流程 …… 76
（十六）连台手术更换手术衣及手套操作流程 …… 77
（十七）普通换药配合流程 …… 78
（十八）造口护理技术操作流程 …… 79
（十九）脑室引流术配合流程 …… 80
（二十）胸膜腔闭式引流术护理流程 …… 81
（二十一）“T”管引流护理操作流程 …… 82
（二十二）会阴擦洗操作流程 …… 83
（二十三）会阴消毒操作流程 …… 84
（二十四）坐浴操作流程 …… 85
（二十五）阴道镜检查术配合流程 …… 86
（二十六）腹腔镜检查术配合流程 …… 87
（二十七）新生儿沐浴操作流程 …… 88
（二十八）新生儿脐部护理操作流程 …… 89
（二十九）早产儿暖箱的使用操作流程 …… 90
（三十）新生儿蓝光治疗仪使用操作流程 …… 91
（三十一）涂眼药膏操作流程 …… 92
（三十二）滴眼药水操作流程 …… 93
（三十三）咽拭子标本采集法操作流程 …… 94
（三十四）纤支镜引导下经鼻气管插管的配合流程 …… 95

参考书籍 …… 96

一、基础护理技术

（一）护士工作服饰准备操作流程

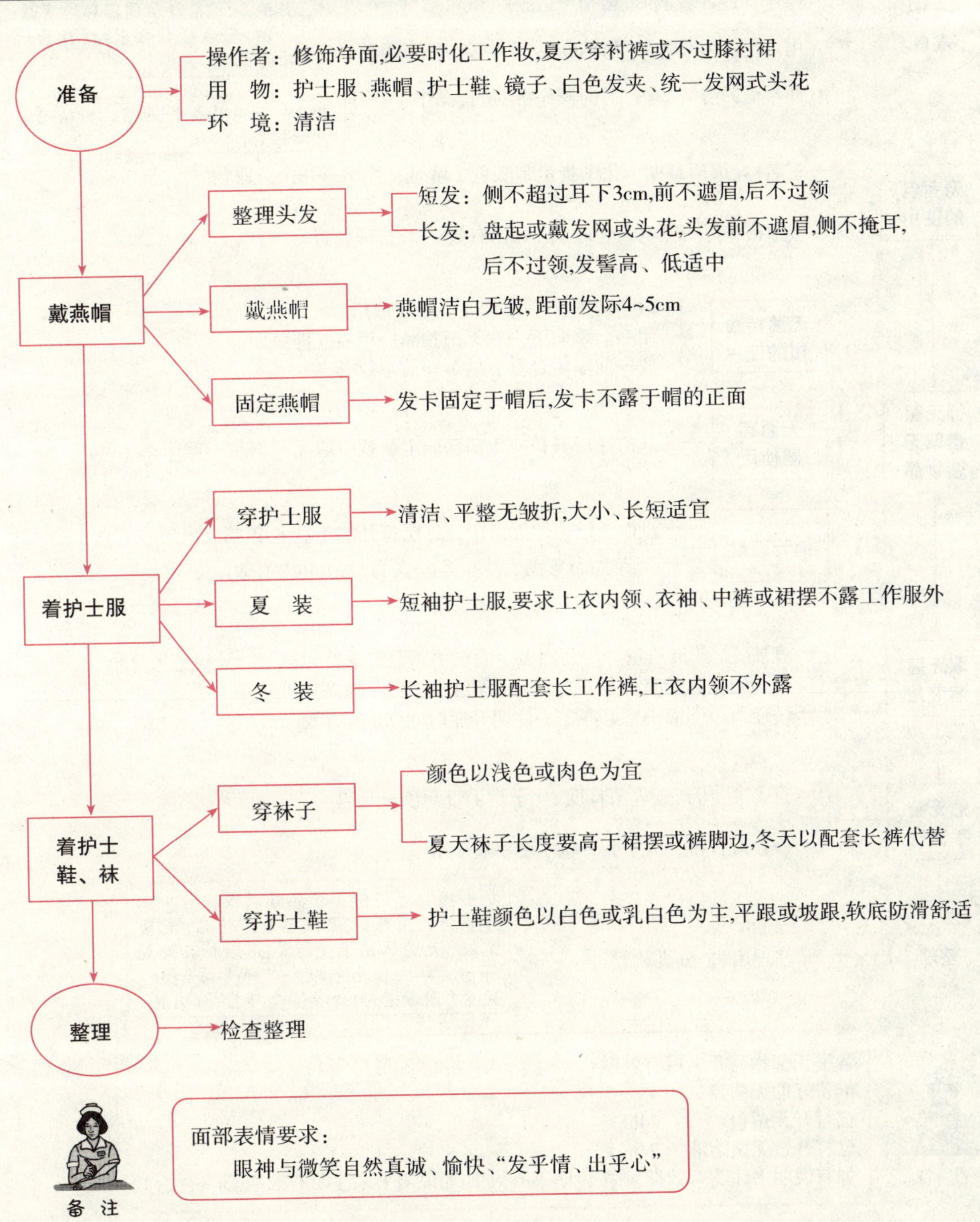

备注

面部表情要求：

眼神与微笑自然真诚、愉快、“发乎情、出乎心”

（二）无菌技术基本操作流程

评估 → 操作项目：环境及无菌物品符合无菌技术操作原则

> 护士：各位老师,(上午或下午)好(鞠躬)我是××科的××,我进行的操作是无菌技术基本操作法,操作前评估周围环境宽敞、清洁,符合操作要求,现在开始准备用物。

准备 →
- 操作者：着装整洁、剪指甲、洗手、戴口罩、帽子
- 用　物：无菌物品、清洁物品、污物碗、消毒用品
- 环　境：清洁、有合适的操作台、适宜操作

> 护士：用物已备齐,报告老师(举手),开始操作。

无菌包的使用 →
- 查名称、灭菌日期→化学指示带颜色、解带、挽结→开包→取物
- 按原痕包好→注明开包时间(24h内有效)→放合理位置

铺无菌盘取无菌物品 →
- **无菌持物钳的使用** →
  - 取→持上1/3→前端闭合垂直取出
  - 用→前端向下→取无菌物品→用后立即放回
  - 放→前端闭合垂直放下→前端放开
- **无菌容器使用** → 从前往后开盖→无菌面向上放置→取无菌物品→盖严
- **铺无菌盘** →
  - 盘面清洁→取无菌巾→逐层打开铺于盘上,盖幅成扇形→放入
  - 无菌物品(弯盘、纱布等)→覆盖封边(4h内有效)

取无菌溶液法 → 查瓶签、药液质量→启开铝盖→酒精消毒→右手持无菌持物钳夹取无菌纱布→左手接无菌纱布→取下瓶塞→冲洗瓶口→倒液→塞好瓶盖→注明开瓶时间(24h内有效)

戴无菌手套法 →
- 查手套号码、查灭菌日期、化学指示带颜色→开包
- →扑滑石粉→取手套→戴手套→脱手套

整理 → 整理用物、分类放置

> 护士操作后评价：物品摆放及操作中始终坚持无菌原则,保证了无菌物品、无菌溶液、无菌容器未受污染,用后物品处置符合消毒技术规范,报告老师(举手),操作完毕。谢谢老师!请各位老师指导(鞠躬)。

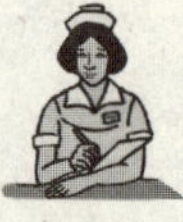

备　注

各类无菌物品开启后有效期：

准备好的无菌盘	4h
已打开无菌包	24h
已打开过无菌溶液	24h

如有说明书注明有效期,则按说明书有效期,如说明书未注明有效期,则一周有效

（三）洗手法操作流程

评估 → 环境清洁、符合洗手操作要求

护士：各位老师，××(上午或下午) 好(鞠躬)，我是××科的××，我进行的操作是七步洗手法操作，周围环境宽敞、清洁，符合操作要求。现在开始准备用物。

准备

操作者：着装规范，取下手套
用　物：肥皂液或肥皂、毛巾(纸巾或暖风吹手设备)流动水及水池设备
环　境：清洁、宽敞

护士：用物已准备齐，报告老师(举手)，开始操作。

操作过程

1. 可用脚踏式、肘式或感应式方法打开水龙头，湿润双手、取洁净肥皂或洗手液
2. 洗掌心：掌心对掌心搓擦使肥皂起沫
3. 洗手背：手指交错，掌心对手背搓擦，两手交替
4. 洗指缝：手指交错掌心对掌心搓擦
5. 洗指背：两手互握互搓指背，两手交替
6. 洗拇指：拇指在对侧掌心中转动搓擦，两手交替
7. 洗指尖：指尖在掌心中摩擦，两手交替
8. 洗手腕：两手互握互揉搓手腕及腕上10cm
9. 流动水冲洗干净，用毛巾(纸巾或暖风吹手设备)擦干或烘干双手

护士：在洗手过程中，每个部位至少揉搓10次。

整理

整理用物，清理污物，洗手

护士操作后评价：洗手方法正确，冲洗彻底。报告老师(举手)，操作完毕。

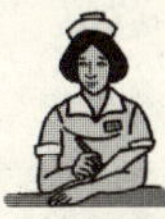

备　注

1. 每次护理病人前后、执行无菌操作、取用清洁物品前及接触污物后洗手
2. 洗手时注意指尖、指缝、指关节等处清洁
3. 洗手用的肥皂要保持干燥
4. 洗手后可待其自然干燥，或用个人专用手巾、一次性纸巾擦干

（四）穿脱隔离衣操作流程

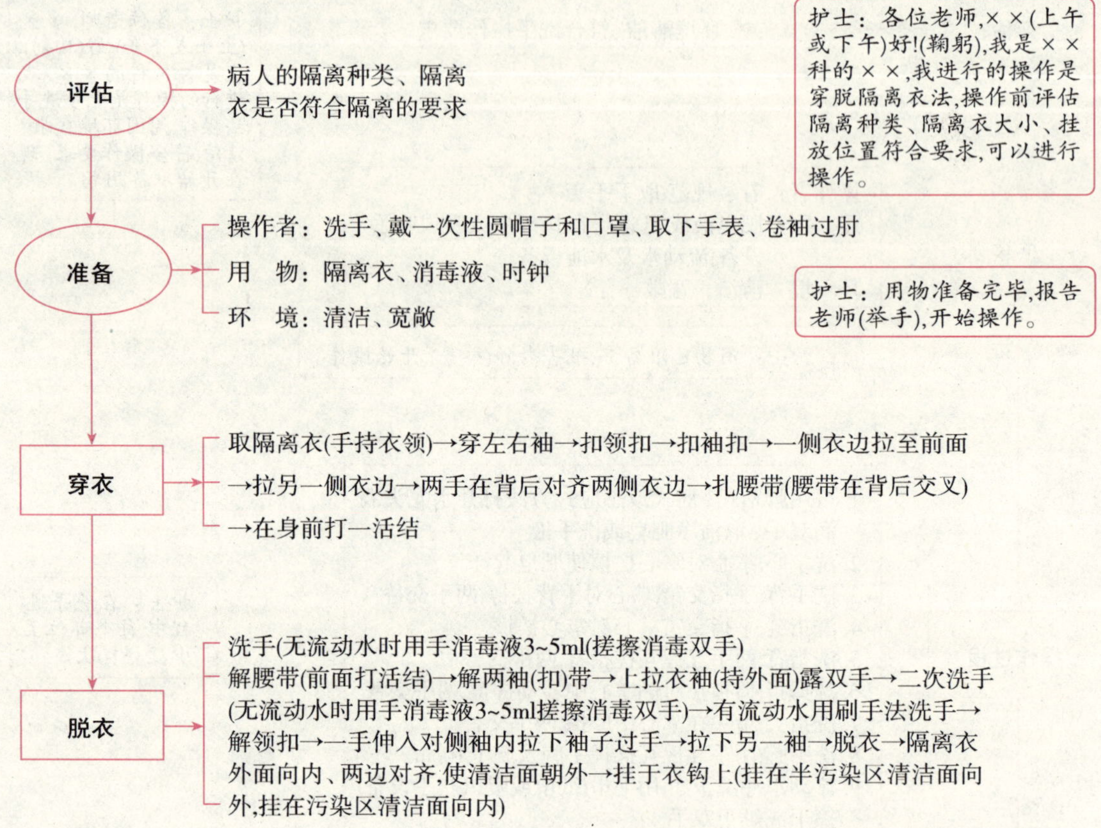

护士操作后评价：脱隔离衣时颈部、面部未受污染,洗手时隔离衣未被溅湿污染,洗手、手消毒符合规范,用后物品处置符合消毒技术规范,报告老师,操作完毕,谢谢老师(举手),请老师指导(鞠躬)。

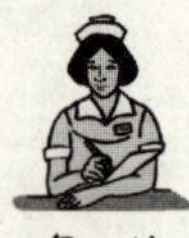

备　注

洗手池：

刷手顺序：前臂→腕部→手背→手掌→手指→指缝→指甲,刷洗范围超过污染部位,每只手刷30秒,再用流动水冲净。按上述顺序再刷洗一次,共刷2分钟

无洗手池：

刷手顺序：按上述顺序用消毒液刷洗2分钟,然后在清水盆内洗净,用毛巾或纸巾擦干

（五）入院护理操作流程

环境及用物准备

1. 接住院处电话后，根据病人及病情状况，准备床单位及病人用品(轻病人一般准备热水壶、口杯、指甲钳等生活用品；急救病人按急救需要准备急救物品)
2. 将备用床改为暂空床，准备好接诊用物品(如病历本、宣教单、住院须知、体温表、血压计、听诊器)
3. 评估病区环境：空气、温度、床单位用物是否符合准备入院病人及病情需要

护士：我已接到住院处的电话通知，有一个病人准备住院我×科，电话中已经知道病人情况。现在开始准备用物。

接待病人安排病人至床位

1. 自我介绍，带病人到床边，请病人坐凳子上，放好物品；病情允许，剪指甲
2. 带病人到卫生间介绍卫生设施，进入卫生间的安全要点。病人清洁、更衣。扶病人上床休息，取合适卧位。

护士：您好!×××，我是您的责任护士，我叫××，今天您到我们科住院，床位是×号床，以前您住过院吗?

护士：您好!×××，我把这里环境介绍一下给您，这是卫生间，红的是热水开关，蓝的是冷水开关，热水供应时间是下午4~10时。大小便后请冲水。

护理问诊诊体

1. 解释测量生命体征意义
2. 测量生命体征(评估病人适合生命体征监测方式，消除影响监测生命体征的因素，正确测量生命体征)
3. 简单询问病情，了解入院原因、睡眠、大小便、有无药物过敏，检查意识、皮肤状况，专科情况
4. 洗手，记录生命体征，介绍当班医生姓名，通知医生

护士：请您躺下，我给您测量体温、脉搏、呼吸、血压(边操作、边解释)。

记录

1. 用蓝(红)色钢笔填写住院病案眉栏及有关表格，在体温单上记录生命体征、体重。如果是电子病历网络，记录在信息系统，收病人入科
2. 填写入院登记、床头卡、诊断卡(一览表)

入院宣教

1. 病区环境、病房设施、医院规章制度
2. 介绍主管医师、主管护士、科主任、护士长
3. 介绍医生查房、订餐、开膳、热水供应时间，作息、探视制度、注意贵重物品保管等等
4. 给予健康资料、签署入院须知

护士：您好!×××，这床头柜您可以存放简单生活用品。贵重物品请保管好，这是呼叫铃，当您有事要找我们，可以按钮，我们会及时赶来。介绍一下科室领导：主任××、护士长××、主管医生××。您有什么要求都可以找他们。好!请您先休息，主管医生马上来看您。

按医嘱治疗护理

1. 按医嘱级别护理
2. 按医嘱用药、通知相关科检查
3. 通知营养师配餐

护士操作后评价：病人能简单说出病房设施、环境管理、主管医师和责任护士名字、主动配合护士、医生体检。报告老师(举手)操作完毕。

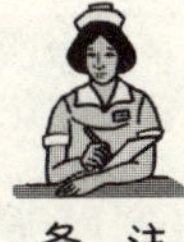

备 注

重点：
1. 急诊病人入院，要做好交接。并根据病情遵医嘱先作紧急处理，再作入院宣教
2. 接待病人要热情，使用规范化语言
3. 生命体征监测要根据病情、病人情况因人而异，如肛门疾患、肛门手术、腹泻病人不能用肛温，四肢烧伤病人选择颈内动脉或颞浅动脉测脉搏，双上肢手术者选择下肢测血压；如发现测量结果与病情不相符时要重新测量；测量前去除影响生命体征因素

难点：接待病人语言通俗化，准确测量生命体征

（六）住院病人办理出院操作流程

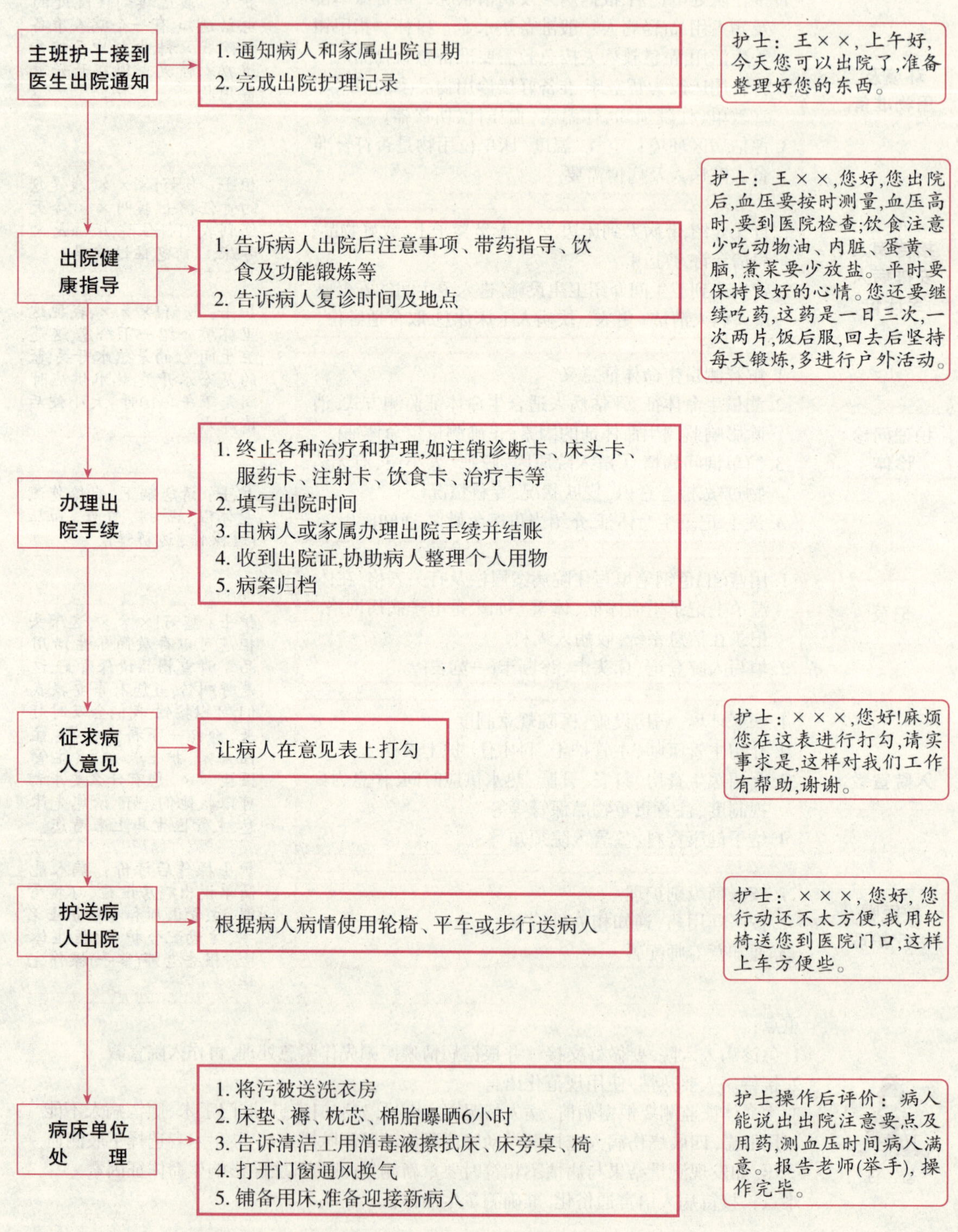

（七）运送病人法

1. 平车运送过床易操作流程

评估

1. 病人：
   (1) 全身情况：病情、治疗情况、体重、意识状态、躯体活动能力等
   (2) 局部情况：受伤部位与活动程度
   (3) 心理情况：心理状态，对搬运的顾虑等
   (4) 健康知识：对疾病及搬运方法的认识
2. 平车情况：平车性能是否良好
3. 环　　境：地面整洁，平坦通畅

护士：各位老师，我是××科××，我已对病人的病情、体重、意识状态、各种管道情况、躯体活动能力、心理状态以及平车性能和环境进行了评估，病人可以用平车运送。现准备用物。

准备

1. 操作者：着装规范、洗手、戴口罩
2. 用　物：平车一台、毛毯或棉被一张，骨折病人应有木板垫于车上；如头颈、腰椎骨折或病情严重者应备有帆布中单
3. 环　境：宽敞

护士：用物已备齐，报告老师(举手)，开始操作！

推平车至床前

核对床号和姓名、解释，按需要给予便器妥善安置身上的各种管道

护士：您好，请问您叫什么名字？××床的×××您好！根据医嘱您要进行××检查，请问您要大小便吗？没有的话我用平车送您去进行检查。

搬运患者

1. 移开床旁桌椅，松开盖被，为病人穿好衣服，将盖被平铺于平车上
2. 将平车推至床旁，靠近床缘平齐，将闸制动
3. 甲、乙护士分别站于平车与床的两侧并抵住
4. 于床侧的护士协助病人向床侧翻身，将“过床易”平放在病人身下三分之一或者四分之一，向斜上方45° 轻推病人；站在车侧护士，向斜上方45° 轻拉协助病人移向平车，待病人上平车后，协助病人向车侧翻身，将“过床易”从病人身下取出
5. 为病人盖好被子

护士：×××，请您让我帮您穿好衣服。

床侧护士：×××，请您向我这边翻身。

护士：×××，您这样睡舒服了吗？

护士：×××，谢谢您的配合！

整理

整理床单位

护士：×××，如果您有什么不舒服，请您告诉我们。

护送病人外出

松开闸制动，加床栏
观察病情

护士操作后评价：病人能顺利移到平车安全外出，无不良反应，用后物品处置符合消毒技术规范。报告老师(举手)，操作完毕，请指导。谢谢！

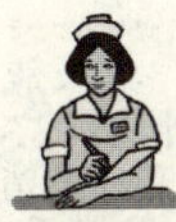
注意事项

1. 搬运时，动作轻稳，协调一致，确保病人安全
2. 尽量使病人的身体靠近搬运者，以达到节力
3. 将病人头部置于平车的大轮端，以减轻颠簸与不适
4. 推车时车速适宜。护士站于病人头侧，以观察病情，下坡时应使病人头部在高处一端，进出门时，不可用车撞门，以免引起不适
5. 对骨折病人，应在平车上垫木板，并固定好骨折部位再搬运
6. 在搬运病人过程中保证输液和引流通畅

2. 平车运送一人法操作流程

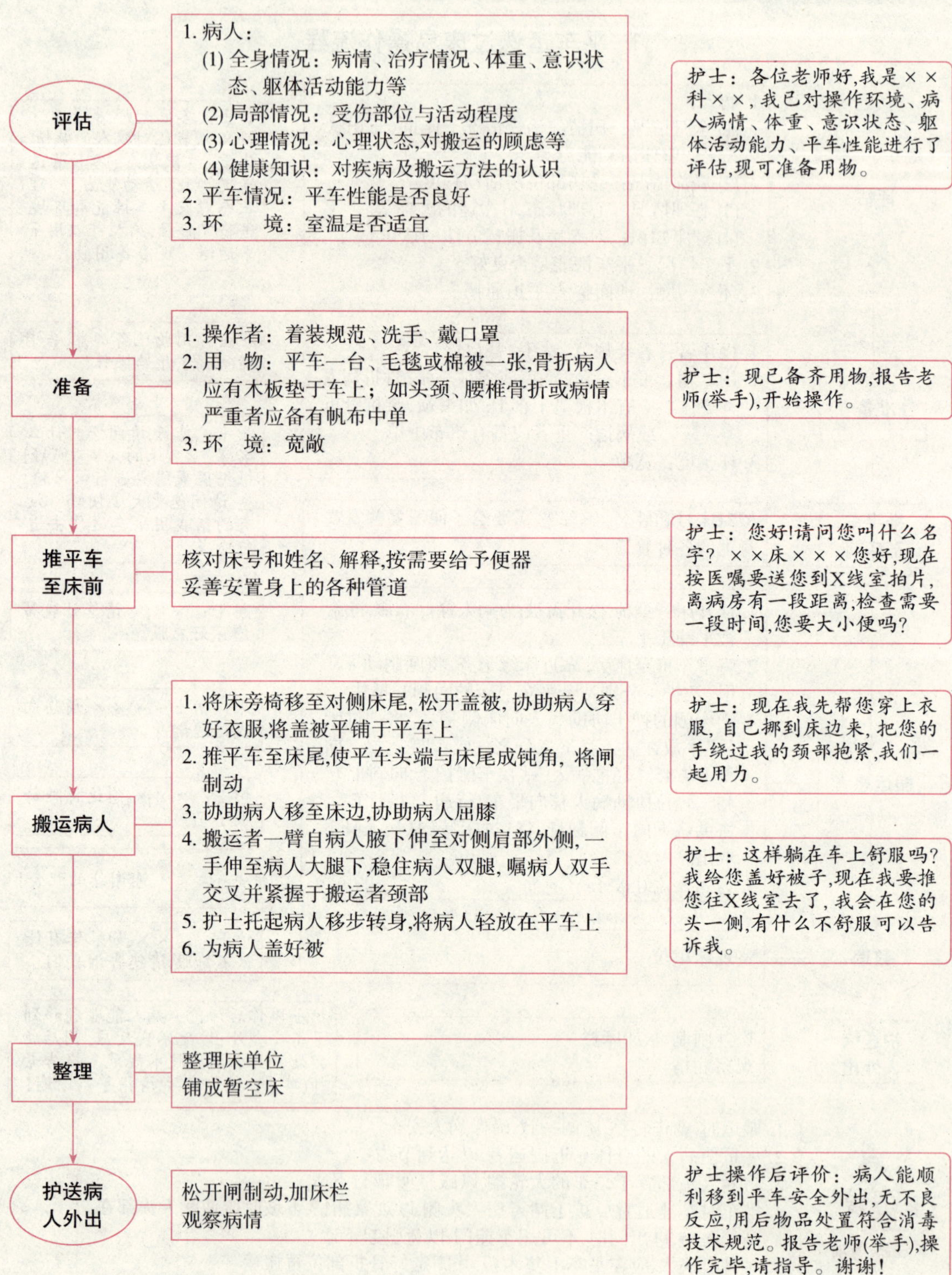

3. 平车运送二人法操作流程

评估

1. 病人：
 (1)全身情况：病情、治疗情况、体重、意识状态、躯体活动能力等
 (2)局部情况：受伤部位与活动程度
 (3)心理情况：心理状态,对搬运的顾虑等
 (4)健康知识：对疾病及搬运方法的认识
2. 平车情况：平车性能是否良好
3. 环　　境：室温是否适宜

护士：各位老师好,我是××科××,我已经对病人病情、意识状态、体重、各种管道进行评估,平车性能良好。现在开始准备用物。

准备

1. 操作者：着装规范、洗手、戴口罩
2. 用　物：平车一台、毛毯或棉被一张,骨折病人应有木板垫于车上;如头颈、腰椎骨折或病情严重者应备有帆布中单
3. 环　境：地面平坦、通畅

护士：各位老师,我已准备好用物;报告老师(举手),开始操作!

推平车至床前

核对床号和姓名、解释,按需要给予便器
妥善安置身上的各种管道

护士：您好,请问您叫什么名字？××床的×××您好！根据医嘱您要进行××检查,请问您有大小便吗？没有我们就用平车送您去进行检查。

搬运患者

1. 移开床旁椅至对侧床尾,松开盖被,协助病人穿衣,将盖被平铺于平车上
2. 将平车推至床尾,使平车头端与床尾成钝角,固定闸制动
3. 搬运者甲、乙二人站在床同侧,将病人双手置于腹上,协助其移动至床缘
4. 甲一手臂托住病人头、颈、肩部,另一手托住病人的腰部,乙一手托住病人的臀部,另一手托住病人腘窝处。二人同时托起,使病人身体稍向护士倾斜
5. 两位护士同时合力抬起病人,移步走向平车,轻放于平车
6. 为病人盖好被

护士：请问×××您有哪里不舒服吗？您双手不要放在平车外,不冷吗？哪里不舒服请告诉我们。

整理

整理床单位
铺成暂空床
洗手

护送病人外出

松开闸制动,加床栏
观察病情

护士操作后评价：在运送病人过程中,病人感觉舒适、平稳,有安全感,乐意接受检查。操作动作规范。报告老师(举手),操作完毕。

4. 平车运送三人法操作流程

评估

1. 病人：
   (1)全身情况：病情、治疗情况、体重、意识状态、躯体活动能力等
   (2)局部情况：受伤部位与活动程度
   (3)心理情况：心理状态,对搬运的顾虑等
   (4)健康知识：对疾病及搬运方法的认识
2. 平车情况：平车性能是否良好
3. 环　境：室温是否适宜,地面整洁、平坦、通畅

护士：各位老师,我是××科××,我已对病人的病情、体重、意识状态、各种管道情况、躯体活动能力、心理状态以及平车性能是否良好和环境进行了评估，现可准备用物。

准备

1. 操作者：着装规范、洗手、戴口罩
2. 用　物：平车一台、毛毯或棉被一张,骨折病人应有木板垫于车上;如头颈、腰椎骨折或病情严重者应备有帆布中单
3. 环　境：宽敞

护士：用物已备齐,报告老师(举手),开始操作!

推平车至床前

核对床号和姓名、解释,按需要给予便器
妥善安置身上的各种管道

护士：您好,请问您叫什么名字?××床的×××您好!根据医嘱您要进行××检查,请问您有大小便吗?没有我们就用平车送您去进行检查。

搬运患者

1. 将床旁椅移至对侧床尾,松开盖被,协助病人穿好衣服,将盖被平铺于平车上
2. 将平车推至床尾,使平车头端与床尾成钝角,将闸制动
3. 搬运者甲、乙、丙三人站在床边,将病人移至床边,将病人双手置于腹上,协助移到床缘
4. 甲托住病人头、肩胛部,乙托住病人背部、臀部,丙护士托起病人膝部、小腿部
5. 由站床头护士发口令,三人同时托起病人使其身体向护士倾斜,同时移步向平车,轻松放于平车上
6. 为病人盖好被

护士：×××,请让我帮您穿好衣服。

护士：×××,请您把手放在腹部,我们一起抱您上平车,请不要紧张,我们会抱稳的。

护士:站床头护士:“一、二、三”

护士：×××,您这样睡舒服吗?

护士：×××,谢谢您的配合。

整理

整理床单位
铺成暂空床

护士：×××,如果您有什么不舒服,请您告诉我们。

护送病人外出

松开闸制动,加床栏
观察病情

护士操作后评价：病人能顺利移到平车安全外出,无不良反应,用后物品处置符合消毒技术规范。报告老师(举手),操作完毕,请指导。谢谢!

5. 平车运送四人法操作流程

评估

1. 病人：
   (1)全身情况：病情、治疗情况、体重、意识状态、躯体活动能力等
   (2)局部情况：受伤部位与活动程度
   (3)心理情况：心理状态,对搬运的顾虑等
   (4)健康知识：对疾病及搬运方法的认识
2. 平车情况：平车性能是否良好
3. 环　　境：室温是否适宜

护士：各位老师好,我是××科××,我已对操作环境、病人病情、体重、意识状态、躯体活动能力、平车性能进行了评估,现可准备用物。

准备

1. 操作者：着装规范、洗手、戴口罩
2. 用　物：平车一台、毛毯或棉被一张,骨折病人应有木板垫于车上;如头颈、腰椎骨折或病情严重者应备有帆布中单
3. 环　境：宽敞

护士：现用物已备齐,报告老师(举手),开始操作!

推平车至床前

核对床号和姓名、解释,按需要给予便器
妥善安置身上的各种管道

护士：您好！请问您叫什么名字？××床×××您好,现在按医嘱要送您到X线室拍片,离病房有一段距离,检查需要一段时间,您要解大小便吗？

搬运患者

1. 移开床旁桌椅,松开盖被,为病人穿好衣服,将盖被平铺于平车上,在病人腰部,臀下铺帆布中单
2. 将平车推至床旁,紧靠床缘平齐,大轮靠床头,将闸制动
3. 搬运者甲站于床头双手托住病人头、颈、肩部；乙站于床尾,双手托住病人的两小腿,丙、丁分别站在床及平车的两侧,双手紧紧抓住帆布单的四角
4. 由站在床头的护士喊口令,四人同时用力抬起,将病人抬至平车中间轻轻放下
5. 根据病情需要安置卧位及各导管,用盖被盖好病人

护士：现在我先帮您穿上衣服,在您腰部、臀下铺帆布中单,您配合一下。

护士：这样睡在车上舒服吗？我给您盖好被子,现在我要推您往X线室去了,我会在您的头一侧,有什么不舒服可以告诉我。

整理

整理床单位
铺成暂空床

护送病人外出

松开闸制动,加床栏
观察病情

护士操作后评价：病人能顺利移到平车安全外出,无不良反应,用后物品处置符合消毒技术规范。报告老师(举手),操作完毕,请指导。谢谢！

6. 平车运送法(挪动法)操作流程

评估

1. 病人:
   (1)全身情况:病情、治疗情况、体重、意识状态、躯体活动能力等
   (2)局部情况:受伤部位与活动程度
   (3)心理情况:心理状态,对搬运的顾虑等
   (4)健康知识:对疾病及搬运方法的认识
2. 平车情况:平车性能是否良好
3. 环　境:地面整洁、平坦、通畅

护士:各位老师,我是××科××,我已对病人的病情、体重、意识状态、躯体活动能力、心理状态以及平车性能是否良好和环境进行了评估,病人可以用平车运送,现可准备用物。

准备

1. 操作者:着装规范、洗手、戴口罩
2. 用　物:平车一台、毛毯或棉被一张,骨折病人应有木板垫于车上;如头颈、腰椎骨折或病情严重者应备有帆布中单
3. 环　境:宽敞

护士:用物已备齐,报告老师(举手),开始操作!

推平车至床前

核对床号和姓名、解释、按需要给予便器
妥善安置身上的各种管道

护士:您好,请问您叫什么名字?××床的×××您好!根据医嘱您要进行××检查,请问您有大小便吗?没有的话我们就用平车送您去进行检查。

搬运病人

1. 移开床旁桌椅,松开盖被,嘱病人移到床边
2. 将平车推至床旁,紧靠床缘平齐,将闸制动或护士在平车旁抵住平车向床靠拢
3. 协助病人按上半身、臀部、下肢的顺序向平车移动,卧于平车上

护士:×××,请您让我帮您向我这边移动。

护士:×××,您这样睡舒服了吗?

护士:×××,谢谢您的配合。

整理

整理床单位
铺成暂空床

护士:×××,如果您有什么不舒服,请您告诉我。

护送病人外出

松开闸制动,加床栏
观察病情

护士操作后评价:病人能顺利移到平车安全外出,无不良反应,用后物品处置符合消毒技术规范。报告老师(举手),操作完毕,请指导。谢谢!

7. 病人轮椅搬运法操作流程

评估
- 病人病情
- 轮椅各部件的性能是否良好
- 环境：气温情况、是否适宜、地面整洁、干燥、平坦、走道通畅

护士：各位老师，我是××科××，我已对病人的病情、体重、意识状态、各种管路情况、躯体活动能力、心理状态以及轮椅性能是否良好和环境进行了评估，病人可以用轮椅运送。现准备用物。

准备
- 操作者：着装规范、洗手、戴口罩
- 用　物：轮椅一个，根据季节备毛毯一张，别针数个
- 环　境：宽敞

护士：用物已备齐，报告老师(举手)，开始操作！

推轮椅到床前
- 核对床号及姓名，解释
- 将椅背与床尾平齐，面向床头，翻起脚踏板，将闸制动
- 如需用毛毯保暖时，将毛毯展开直铺在轮椅上，使毛毯上端高过病人颈部15cm

护士：您好，请问您叫什么名字？××床的×××您好！根据医嘱您要进行××检查，请问您有大小便吗？没有的话我用轮椅送您去进行检查。

协助病人坐上轮椅
- 协助病人坐于床缘，并协助其穿上外衣、袜、鞋
- 护士站立于轮椅靠背后，扶住把手
- 协助病人坐于轮椅中，翻下脚踏板，让患者双脚踏在踏板上
- 用毛毯包裹好患者，防止着凉

护士：×××我会扶您先坐起来，再穿好鞋子，然后坐到轮椅上。

推病人去检查
- 整理床单位，铺成暂空床
- 松开闸制动
- 病人手扶轮椅扶手，尽量向后靠
- 观察病情

护士：×××请您向后靠，这样您舒服吗？

整理
- 整理床单位，为病人盖好被子
- 观察病情
- 将轮椅放回原处
- 洗手

护士操作后评价：病人能顺利移到轮椅安全外出，无不良反应，用后物品处置符合消毒技术规范，报告老师(举手)，操作完毕，请指导。谢谢！

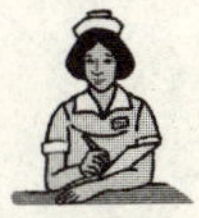

注意事项

1. 先将轮椅闸制动好再让病人坐上
2. 推病人外出时，要将轮椅闸制动打开方可推病人
3. 推病人外出时，嘱病人双手紧握轮椅扶手，身体尽量向后靠，以免向斜倾倒
4. 病人进出门口时，嘱病人双手放在胸前，以免碰撞
5. 根据季节，注意为病人保暖

（八）轴线翻身法操作流程

评估
- 病人的病情、意识、损伤部位、合作程度、伤口及管道情况

护士：各位老师好，我是××科××，我已对操作环境、病人病情、意识状态、损伤部位、合作情况、伤口及管道情况进行了评估。用物已准备好，报告老师(举手)开始操作！

准备
- 操作者：仪表端庄、着装规范、剪指甲、洗手、戴口罩
- 用　物：洗手液、颈围、翻身卡、笔、钟表、小枕1个、枕头2个、垫圈2个、医嘱卡(药物)
- 病　人：病人平卧、垫小枕、留置尿管
- 环　境：宽敞

护士：您好!(病人床前)请问您叫什么名字？××床×××您好！根据病情需要，现在要给你翻身到另一边，希望您能配合，有大小便吗？

核对病人、解释
- 核对床号,姓名
- 告知病人翻身目的和方法,以取得病人的配合

移桌椅、去枕
- 移开床旁桌、椅，放下护栏
- 协助病人去枕，松被尾，妥善放置引流管

护士：现在我帮您先把尿管、输液管放好，我们三个人一起帮您翻过身去。您背部皮肤没有潮红、破溃，我帮你按摩一下。

翻身、观察
- 操作者同站于病人一侧,病人有颈椎损伤时
- 第一操作者双手固定病人头颈肩部，沿纵轴向上略加牵拉
- 第二操作者将双手分别置于肩部及腰部
- 第三操作者双手分别置于腰部及双膝部，使头颈肩腰髋部在同一水平线上，由第二操作者发出口令同时将病人平移近操作者并翻转至侧卧位。同时检查受压部位皮肤情况。病人无颈椎损伤时，可由两位操作者完成轴线翻身，翻身角度不宜超过60°
- 翻身过程中注意观察病情及受压部位皮肤并询问病人主诉

护士：现在我帮你把被盖好，把一软枕放在您的背部，膝部再给您放一软枕，头不要随便摆动，我放沙袋固定好，这样睡舒服吗？谢谢你的配合。

妥善放置枕头
- 第一操作者先将一小枕放于病人头颈部
- 第二操作者固定病人躯干部
- 第三操作者将一软枕置于病人背部以支持身体，另一软枕置于两大腿之间并使双膝呈自然弯曲状，注意保护足部骨凸部位，妥善放置引流管

整理、评估
- 询问病人是否舒适，整理床单元
- 交待注意事项，致谢
- 洗手，准确记录翻身时间
- 操作后评估：翻身手法正确，动作协调一致，床单元整洁，病人体位舒适，无护理并发症发生

护士操作后评价：病人翻身后脊柱平直，没有脊椎再损伤和关节脱位，头部没有发生扭曲，局部皮肤干燥没有潮红。用后物品处置符合消毒技术规范，报告老师(举手)，操作完毕。

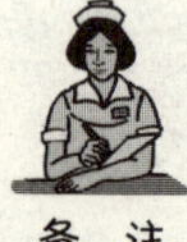

备　注

重点：1. 翻转病人时，应注意保持脊椎平直。翻身角度不可超过60°
2. 病人有颈椎损伤时，勿扭曲或者旋转病人的头部，以免加重神经损伤引起呼吸肌麻痹而死亡
3. 翻身时注意观察病情及受压部位皮肤并询问病人主诉

注意：1. 准确记录翻身时间
2. 注意保暖防止坠床

（九）测量体温、脉搏、呼吸操作流程

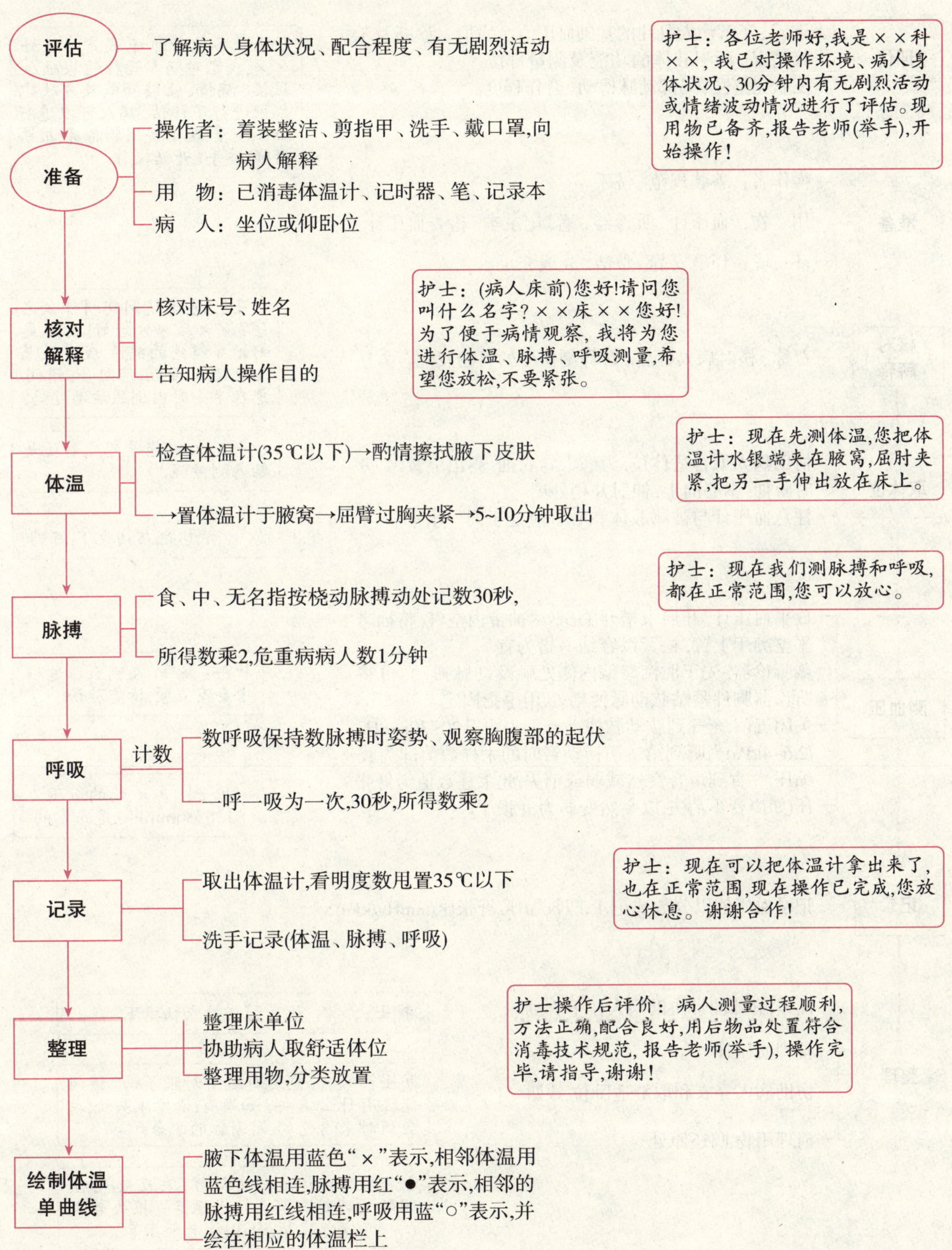

（十）上肢肱动脉血压测量技术操作流程

评估
- 询问、了解病人既往的基础血压值、病情、诊断及治疗情况、所测肢体的功能及测量部位
- 皮肤完整性、局部动脉搏动、合作程度

护士：各位老师好，我是××科××，我已对病人既往的基础血压值、病情、上肢功能及皮肤完整性进行了评估，病人可以进行血压测量，现已将用物备齐，报告老师（举手），开始操作。

准备
- 操作者：着装规范、洗手
- 用　物：血压计、听诊器、笔、记录本、检查血压计
- 环　境：环境安静、整洁、光线充足

核对解释
- 尊称、核对病人姓名、解释测血压的目的及配合方法

护士：您好！请问您叫什么名字？××床××您好！为了更好地了解您的病情，我遵医嘱给您测血压，请您配合，请问您在半小时内剧烈运动过吗？

取体位
- 协助病人取合适体位，为病人卷衣袖，露出上臂，必要时脱袖，掌心向上，伸肘并稍外展
- 注意血压计与被测肢体和心脏应处于同一水平

护士：××，您是想坐着还是躺着测量呢？

护士：××，请您把衣袖脱下，好吗？

测血压
- 放平血压计，开启汞槽开关，驱尽袖带内空气，将袖带平整缠于上臂，松紧以容纳一指为宜
- 戴听诊器，先于肘窝略偏内侧处触及动脉搏动，再将听诊器胸件紧贴肱动脉搏动处，用手指固定
- 关闭气门，充气到肱动脉搏动音消失再升20~30mmHg（2.6~4kPa）当听到第一声搏动音时的汞柱数值即为收缩压，一直到声音突然减弱或消失，此汞柱数值为舒张压（如声音不消失，以突然变弱为舒张压）

护士：××，在测血压过程中会有点紧，请您放松。

护士：××，您的血压为120/80mmHg，是正常的。

记录
- 记录血压值以分数式记录，即收缩压/舒张压（mmHg/kPa）

整理
- 测毕，解开袖带协助病人拉下衣袖
- 整理血压计
- 协助病人穿衣和取舒适卧位，致谢
- 清理用物，归还原处

护士：××，让我帮您把衣袖拉下。

护士：××，您这样躺着舒服了吗？请问您还有什么需要？如果有，请按床头铃，我会随时来看您的，谢谢你的配合。

护士操作后评估：病人无不良反应，用后用物处理符合消毒技术规范。报告老师（举手），操作完毕，谢谢！请老师指导。

（十一）鼻饲法操作流程

评估
- 病人病情、意识状态、鼻孔、口咽部情况、合作程度、治疗计划、鼻饲液温度

> 护士：各位老师好，我是××科××，我已对环境、病人意识状态、鼻孔、口咽部情况、合作程度、治疗计划、鼻饲液温度进行了评估，评估的结果是：病人可以鼻饲，现用物已备齐。报告老师(举手)，开始操作。

↓

准备
- 操作者：着装规范、洗手、戴口罩、帽子
- 用　物：治疗盘、鼻饲包、听诊器、胶布、流质饮食、开水等
- 病人准备：向病人解释，坐位或仰卧位

> 护士：(到病人床边)请问您叫什么名字？×床××，您好，根据您的病情，我要为您插胃管，请您配合，您这样躺着可以吗？

↓

插管
- 打开鼻饲包铺治疗巾于颌下→置弯盘于颊旁→检查清洁鼻腔→检查胃管是否通畅→左手持纱布托住胃管→右手用镊子夹管前端量长度→润滑胃管前端→插管(沿鼻腔、下鼻道插入14～16cm让病人做吞咽动作)，继续插入，成人一般45～55cm

> 护士：××，给您铺块中单。

> 护士：××，给您清洁右边的鼻腔。

> 护士：××，我现在准备插胃管了。

> 护士：××，请您像吞面条一样，做吞咽动作。

↓

判断胃管位置
- 能抽出胃液
- 从胃管注入10ml空气，剑突下用听诊器能够听到气过水声
- 胃管末端置于水中无气泡逸出

↓

固定
- 胃管确在胃内后夹紧末端→以胶布固定于鼻翼及面颊部

> 护士：××，我现在给您固定胃管。

↓

鼻饲
- 注入少量温开水→注入流质饮食→注入少量温开水→纱布包扎管口→夹紧

> 护士：××，现在我给您注入些营养液，您觉得有什么不舒服吗？

↓

整理
- 查对
  - 整理床单位、用物、协助病人取舒适体位，交待注意事项、致谢
  - 观察

> 护士：××，如果您有什么需要，请及时按铃，床头铃我给您放这了，谢谢您的配合，您好好休息。

↓

拔管准备
- 备弯盘、松节油、棉签、纱布、手套
- 解释

> 护士：××，现在您病情好转，可以进食了，根据医嘱，我现在给您拔掉胃管好吗？

↓

拔管
- 置弯盘于病人颌下→夹紧胃管末端→揭去胶布→前后移动胃管→拔管→清洁病人口、鼻部

> 护士：××，胃管已经拔出，您现在感觉怎么样？

> 护士：××，请您深吸一口气，屏住呼吸，请您放松。

↓

漱口、清洁胶布痕

↓

整理
- 整理床单位，协助病人取舒适体位
- 整理用物、分类放置
- 洗手
- 记录

> 护士：我已经为您拔掉胃管了，有什么不舒服吗？没有是吗？那您好好休息。

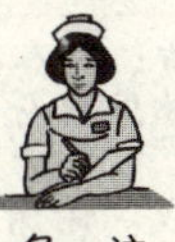

备　注

昏迷病人插管时去枕，插至约15cm时托起头部使下颌靠近胸骨柄。鼻饲液温度38～40℃，每次量不超过200ml，间隔时间不少于2小时。鼻饲完注入温开水后，将胃管提起使水全部流入胃内。拔管约14cm左右，嘱病人屏气，快速拔管

> 护士操作后评估：操作方法正确，病人感觉舒适，用后用物处理符合消毒技术规范。报告老师（举手），操作完成。谢谢老师，请指导。

（十二）晨间护理操作流程

评估——病人病情、自理能力、合作程度、解释、问二便

护士：各位老师好，我是××科××，我已对病人病情、自理能力、合作程度进行了评估，病人可以进行晨间护理，现用物已备齐，报告老师(举手)，操作开始。

准备
- 操作者：着装规范、剪指甲、洗手、戴口罩
- 用　物：护理车上层：护理篮、口腔护理用物、大毛巾1条、小毛巾1条、衣裤1套、大单、被套
  护理车下层：便器、热水桶(内盛47~50℃热水)、水温计、污水桶、面盆各1个
- 环　境：调室温，关门窗或屏风遮挡，松盖被，按需给便器

护士：早上好！请问您叫什么名字？××床××，您好！昨晚睡得好吗？现在要给您做晨间护理了，请您配合。请问您现在需要解大小便吗？

口腔护理——协助病人取合适体位，进行口腔护理流程

护士：××，您这样躺着可以吗？我现在帮您清洁口腔。

护士：××，现在请让我给您擦浴。

擦洗
- 倒水入盆，铺大毛巾在被头
- 洗脸：眼(内眦→外眦)→额→鼻→两侧颊→耳后→下颌→颈
- 松裤、脱衣(酌情而定，如不脱，衣服向颈部卷)，协助病人侧卧，面向操作者
- 洗手(床边铺大毛巾)
- 擦背：先铺大毛巾，分3条线擦洗、擦2遍。第1、3条线从肩至臀部，注意擦腋后线；第2条线从颈部至骶尾部

视病情需要按摩——按摩骨隆突部(单手按摩)→更换或整理衣服

护士：××，我扶您翻身侧卧，用药液帮您按摩受压的骨突部位。

梳头、剪指甲——协助病人取合适体位→梳头(垫巾在枕头上)→剪指甲、趾甲

护士：××，现在请让我给您梳头。

护士：××，床单皱了，我现在帮您整理一下。

整理
- 整理床单位
- 协助病人取舒适体位
- 整理用物、分类放置
- 洗手
- 记录

护士：××，您配合得很好，您觉得这样睡舒服吗？请问您还有什么需要吗？如果有，请您随时按床头铃找我们，我也会随时看您的，请您好好休息，谢谢您的配合。

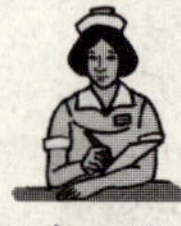

备　注

1. 如头发纠集成团，可用30%酒精湿润后再梳
2. 操作过程注意观察病情，注意保暖

护士操作后评估：病人感觉舒适，用后用物处理符合消毒技术规范。报告老师(举手)，操作完成。谢谢老师(鞠躬)，请老师指导。

（十三）晚间护理操作流程

评估
- 病人病情、自理能力、合作程度
- 解释、问二便

护士：各位老师好，我是××科××，我已对环境、病人病情、自理能力、合作程度进行了评估，评估的结果是：病人可以做晚间护理，现用物已备齐，报告老师(举手)，开始操作。

准备
- 操作者：着装规范、洗手
- 用　物：
  - 护理车上层：护理篮、口腔护理用物、大毛巾1条、小毛巾1条、衣裤1套、大单、被套
  - 护理车下层：便器、热水桶(内盛47~50℃热水)、水温计、污水桶、面盆各1个
- 环　境：调室温、关门窗或屏风遮挡、松盖被、按需给便器

护士：晚上好！请问您叫什么名字？××床××您好！现在是晚上九点，该准备休息啦，我来为您做晚间护理，请您配合。请问您要解大小便吗？

口腔护理
- 协助病人取合适体位，进行口腔护理流程

护士：××，您这样躺着可以吗？我现在帮您清洁口腔。

擦洗
- 倒水入盆，铺大毛巾在被头
- 洗脸：眼(内眦→外眦)→额→鼻→两侧颊→耳后→下颌→颈
- 松裤脱衣
- 洗手(床边铺大毛巾)
- 擦背
- 泡足(视病情、天气而定)
- 按摩骨隆突部
- 更换或整理衣服

护士：××，现在请让我给您擦浴。

护士：××，我扶您翻身侧卧，用药液帮您按摩受压的骨突部位。

整理
- 整理床单位
- 协助病人取舒适体位
- 关大灯、开地灯
- 洗手
- 记录

护士：××，床单皱了，我现在帮您整理一下。

护士：××，您配合得很好，您觉得这样睡舒服吗？请问您还有什么需要吗？如果有，请您按床头铃，我也会随时看您的，请您好好休息，谢谢您的配合。

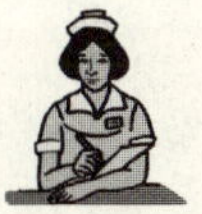

备　注

操作过程中注意观察病情
注意保暖

护士操作后评估：病人感觉舒适，用后用物处理符合消毒技术规范，报告老师(举手)，操作完毕，谢谢老师(鞠躬)！请老师指导。

（十四）口腔护理操作流程

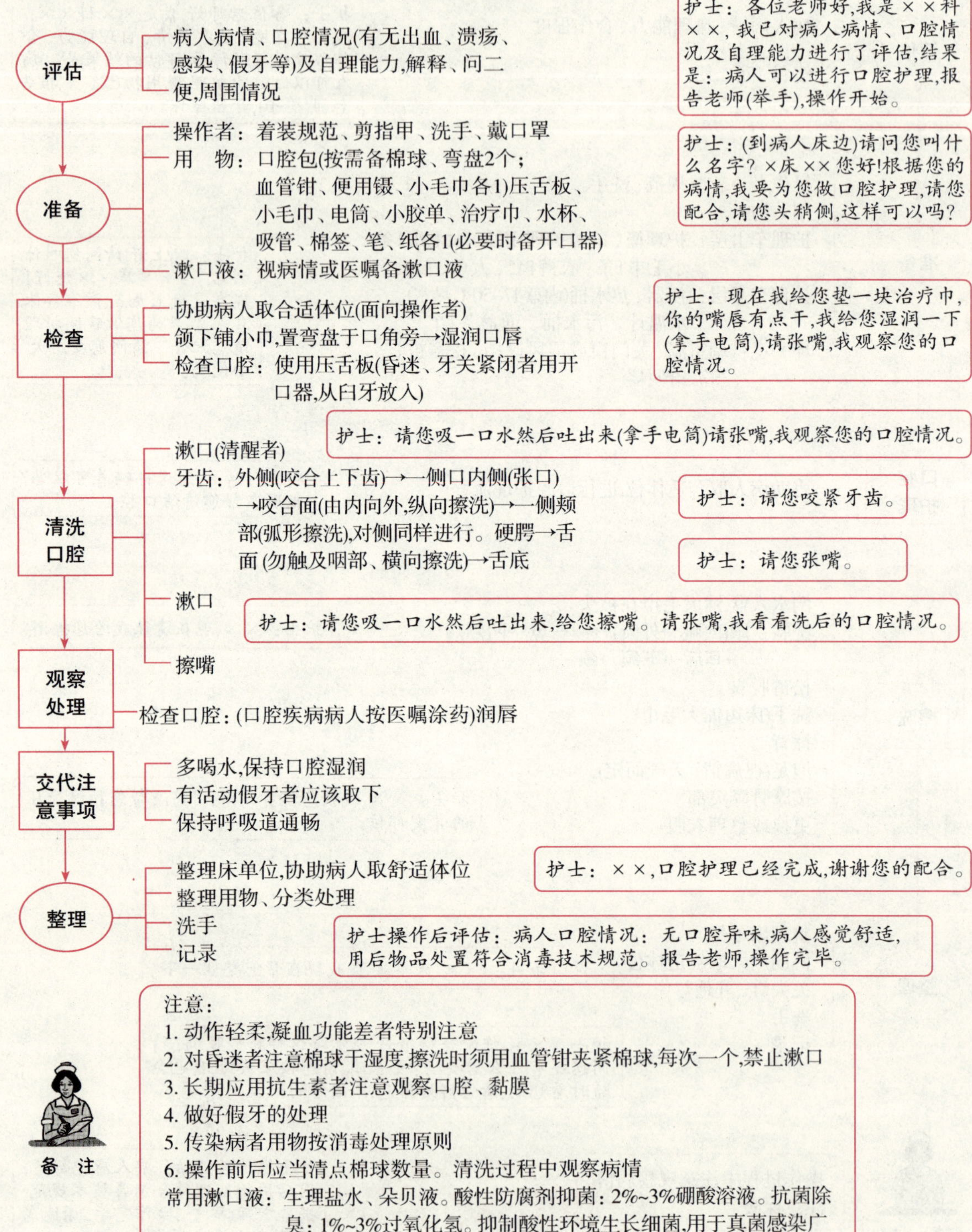

备注

注意：
1. 动作轻柔,凝血功能差者特别注意
2. 对昏迷者注意棉球干湿度,擦洗时须用血管钳夹紧棉球,每次一个,禁止漱口
3. 长期应用抗生素者注意观察口腔、黏膜
4. 做好假牙的处理
5. 传染病者用物按消毒处理原则
6. 操作前后应当清点棉球数量。清洗过程中观察病情

常用漱口液：生理盐水、朵贝液。酸性防腐剂抑菌：2%~3%硼酸溶液。抗菌除臭：1%~3%过氧化氢。抑制酸性环境生长细菌,用于真菌感染广谱抗菌：0.02%呋喃西林。铜绿假单胞菌：0.1%醋酸

（十五）床上洗头操作流程

评估——病人病情、自理能力、合作程度、解释、问二便

护士：各位老师好，我是××科××，我已对环境、病人病情、自理能力、合作程度进行了评估，评估的结果是病人可以床上洗头，现用物已经备齐。报告老师(举手)，开始操作。

准备
- 操作者：着装规范、剪指甲、洗手、戴口罩
- 用　物：洗头器、大中毛巾各1条、小橡胶单、治疗盘(内盛弯盘、小纱、胶布、棉球、洗发液、梳子、衣夹、水温计、电吹风、橡皮圈、盛水碗或漱盅)、水桶(内盛40~45℃热水)、污水桶
- 环　境：室温适宜，关门窗

护士：您好！请问您叫什么名字？××床××，您好！您躺在床上不方便动，请让我给您洗一洗头，请您配合。请问您现在需要解大小便吗？

洗前
- 松衣领→反折→围巾→固定
- 准备体位→移枕→铺单枕上→置洗头器→放污水桶、棉球塞耳、纱布盖眼(必要时)或嘱病人闭上双眼

护士：××，请您抬一下头，我现在帮您把枕头移到肩上，把头移到洗头器上，您这样躺着可以吗？

护士：××，请您闭上眼睛。

洗发
- 松发→梳顺→试水温→湿发→涂擦洗发液→搓(发际→头顶部)→温水冲洗干净

护士：××，现在开始洗头了，您觉得水温合适吗？

洗后
- 除去纱布、棉球
- 用围于颈部的毛巾裹头发，撤洗头器
- 协助病人卧于床正中→移枕至头部→电吹风吹干→梳理头发
- 撤去用物
- 为病人擦干面部

护士：××，头发洗干净了，您感觉舒服吗？现在帮您睡卧到床正中。

护士：××，现在给您擦擦脸。

护士：××，现在给您吹头发。

整理
- 整理床单位
- 协助病人取舒适体位
- 整理用物、分类放置
- 洗手
- 记录

护士：××，您配合得很好，您觉得这样睡舒服吗？请问您还有什么需要吗？如果有，请您随时按床头铃找我们，我也会随时看您的，请您好好休息，谢谢您的配合。

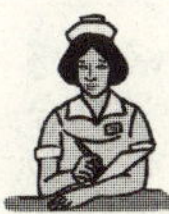

备　注

1. 洗头过程中，应注意观察病人病情变化，如有异常，应停止洗头
2. 保护好病人的被褥和衣服不被水沾湿
3. 勿使水流入病人眼、耳内

护士操作后评估：病人感觉舒适，用后用物处置符合消毒技术规范。报告老师，操作完毕。谢谢老师(鞠躬)，请老师指导。

（十六）床上擦浴操作流程

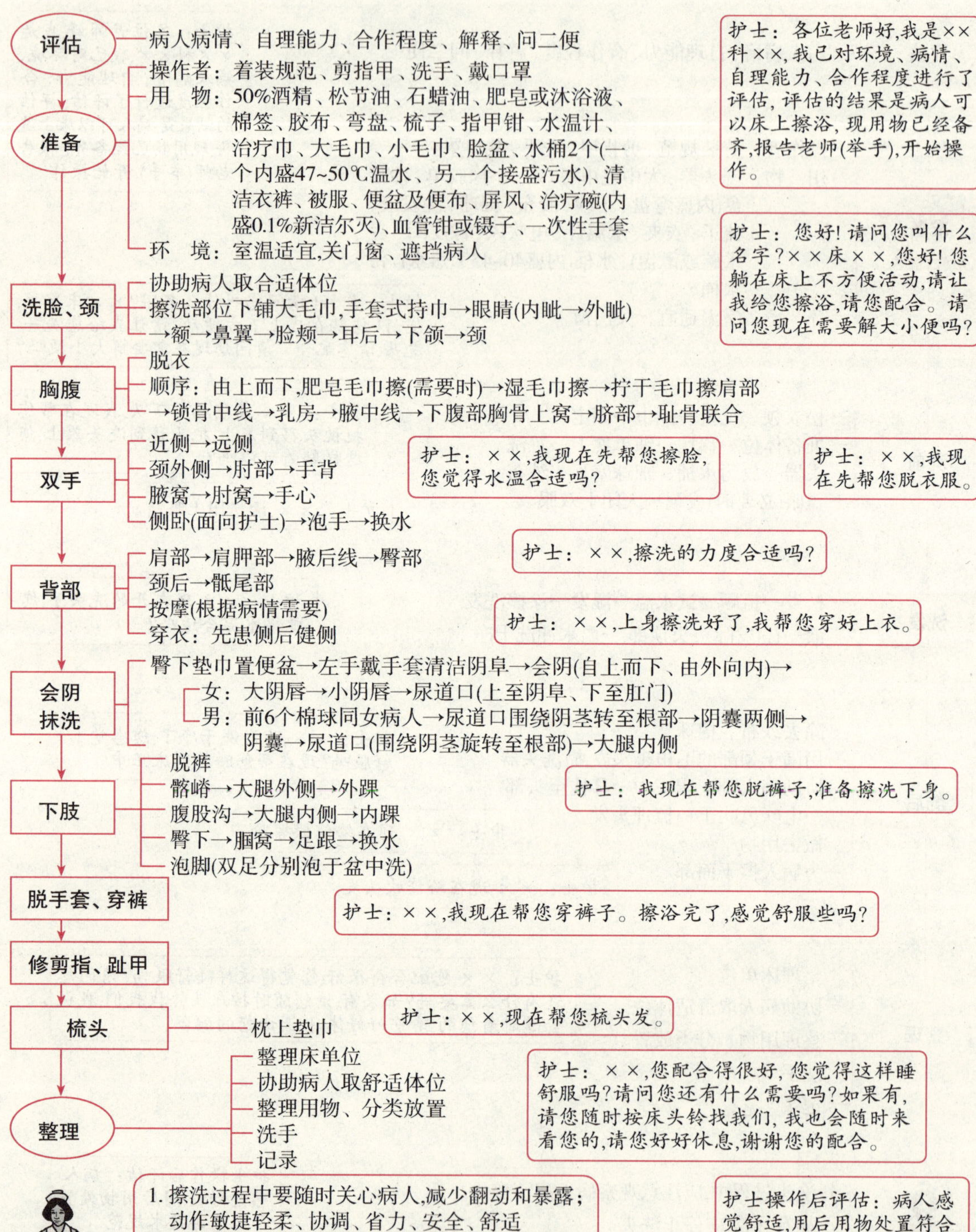

备　注

1. 擦洗过程中要随时关心病人,减少翻动和暴露；动作敏捷轻柔、协调、省力、安全、舒适
2. 穿衣裤时先对侧后近侧,如有外伤,先患侧后健侧；脱衣裤时先近侧后对侧，如有外伤，先健侧后患侧

护士操作后评估：病人感觉舒适,用后用物处置符合消毒技术规范。报告老师，操作完毕。谢谢老师(鞠躬)，请老师指导。

（十七）铺　床　法

1. 铺备用床操作流程

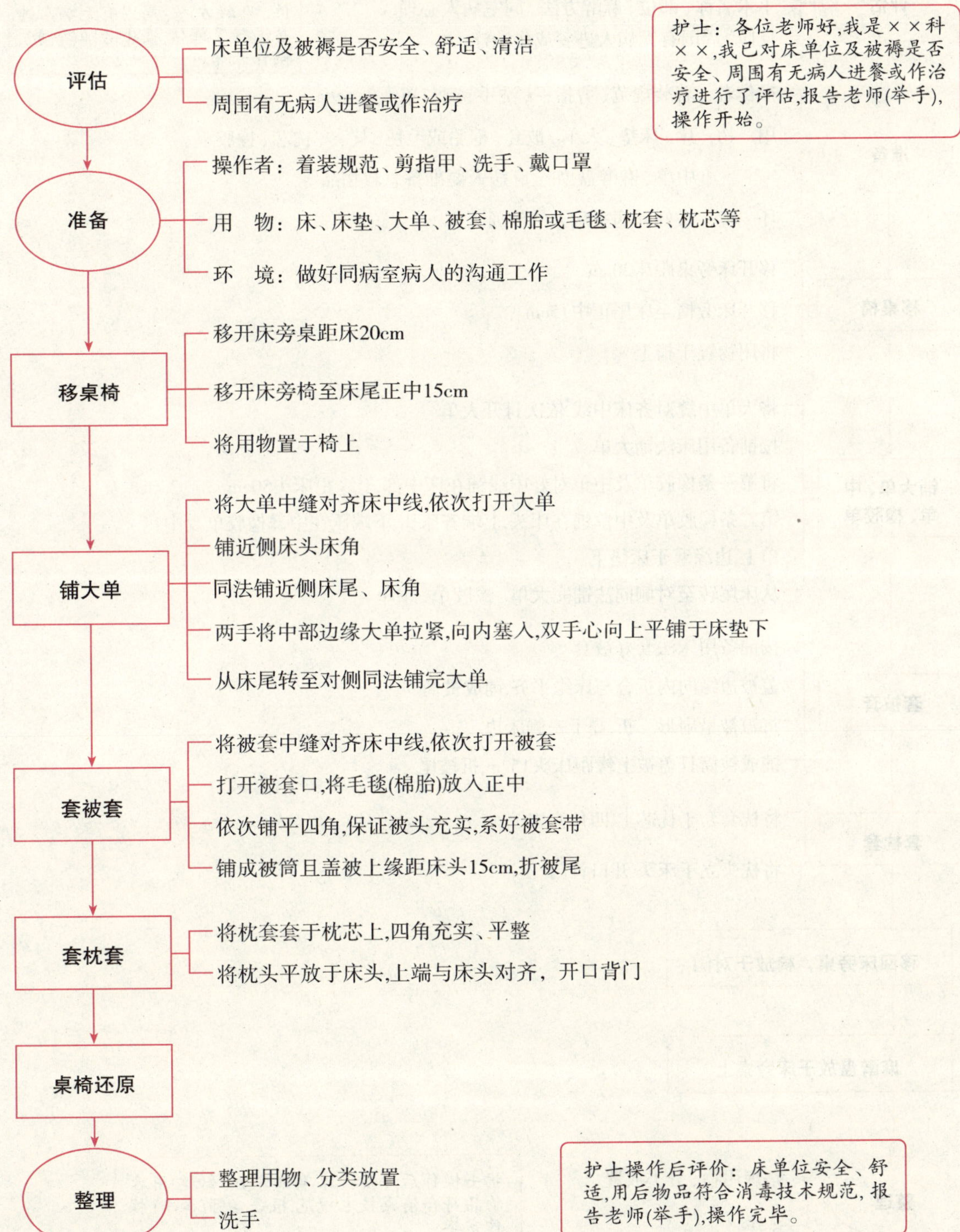

2. 铺麻醉床操作流程

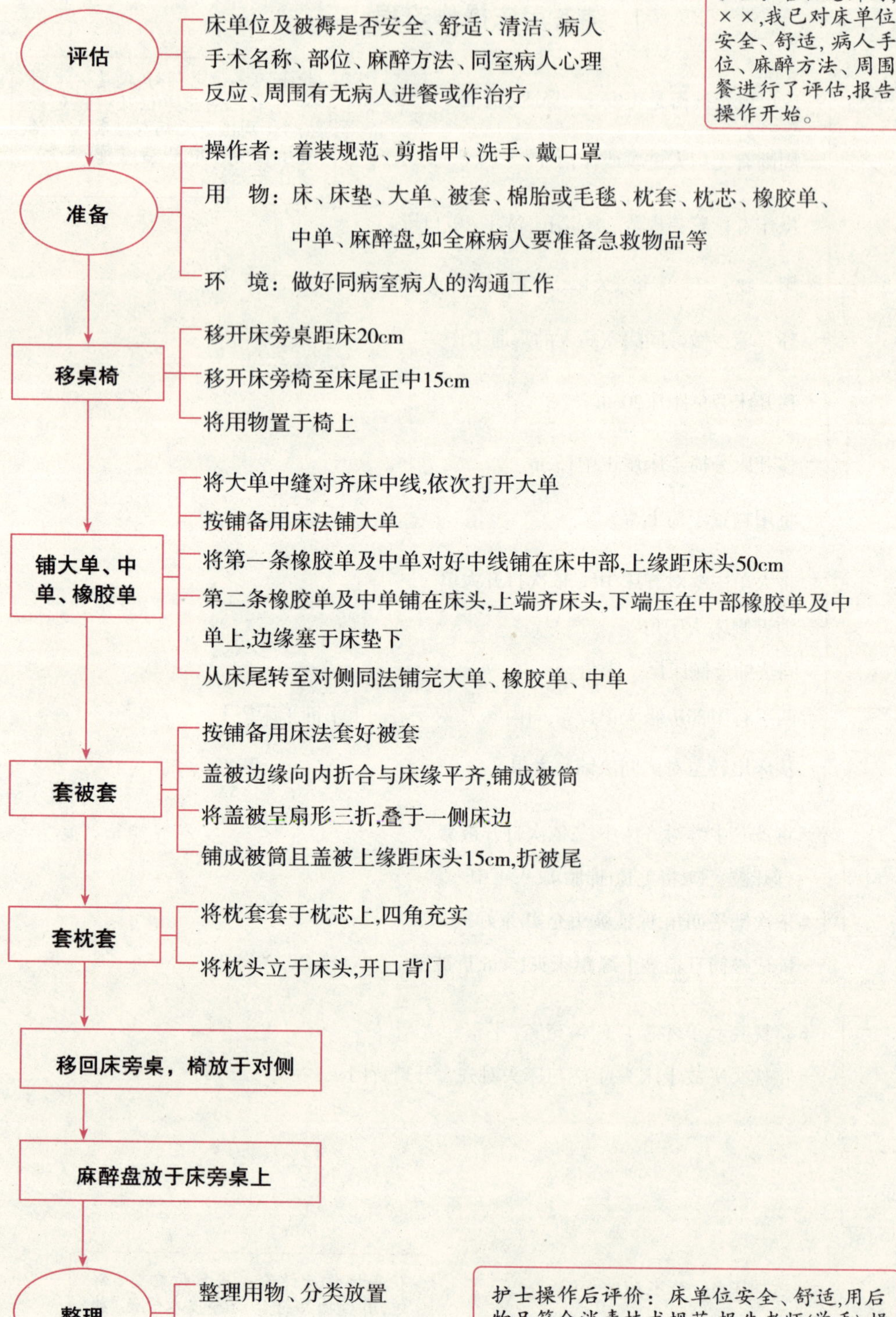
护士：各位老师好,我是××科××,我已对床单位及被褥是否安全、舒适,病人手术名称、部位、麻醉方法、周围有无病人进餐进行了评估,报告老师(举手),操作开始。
评估
床单位及被褥是否安全、舒适、清洁、病人手术名称、部位、麻醉方法、同室病人心理反应、周围有无病人进餐或作治疗
准备
操作者：着装规范、剪指甲、洗手、戴口罩
用 物：床、床垫、大单、被套、棉胎或毛毯、枕套、枕芯、橡胶单、中单、麻醉盘,如全麻病人要准备急救物品等
环 境：做好同病室病人的沟通工作
移桌椅
移开床旁桌距床20cm
移开床旁椅至床尾正中15cm
将用物置于椅上
铺大单、中单、橡胶单
将大单中缝对齐床中线,依次打开大单
按铺备用床法铺大单
将第一条橡胶单及中单对好中线铺在床中部,上缘距床头50cm
第二条橡胶单及中单铺在床头,上端齐床头,下端压在中部橡胶单及中单上,边缘塞于床垫下
从床尾转至对侧同法铺完大单、橡胶单、中单
套被套
按铺备用床法套好被套
盖被边缘向内折合与床缘平齐,铺成被筒
将盖被呈扇形三折,叠于一侧床边
铺成被筒且盖被上缘距床头15cm,折被尾
套枕套
将枕套套于枕芯上,四角充实
将枕头立于床头,开口背门
移回床旁桌，椅放于对侧
麻醉盘放于床旁桌上
整理
整理用物、分类放置
洗手
护士操作后评价：床单位安全、舒适,用后物品符合消毒技术规范,报告老师(举手),操作完毕。

3. 卧床病人更换床单操作流程

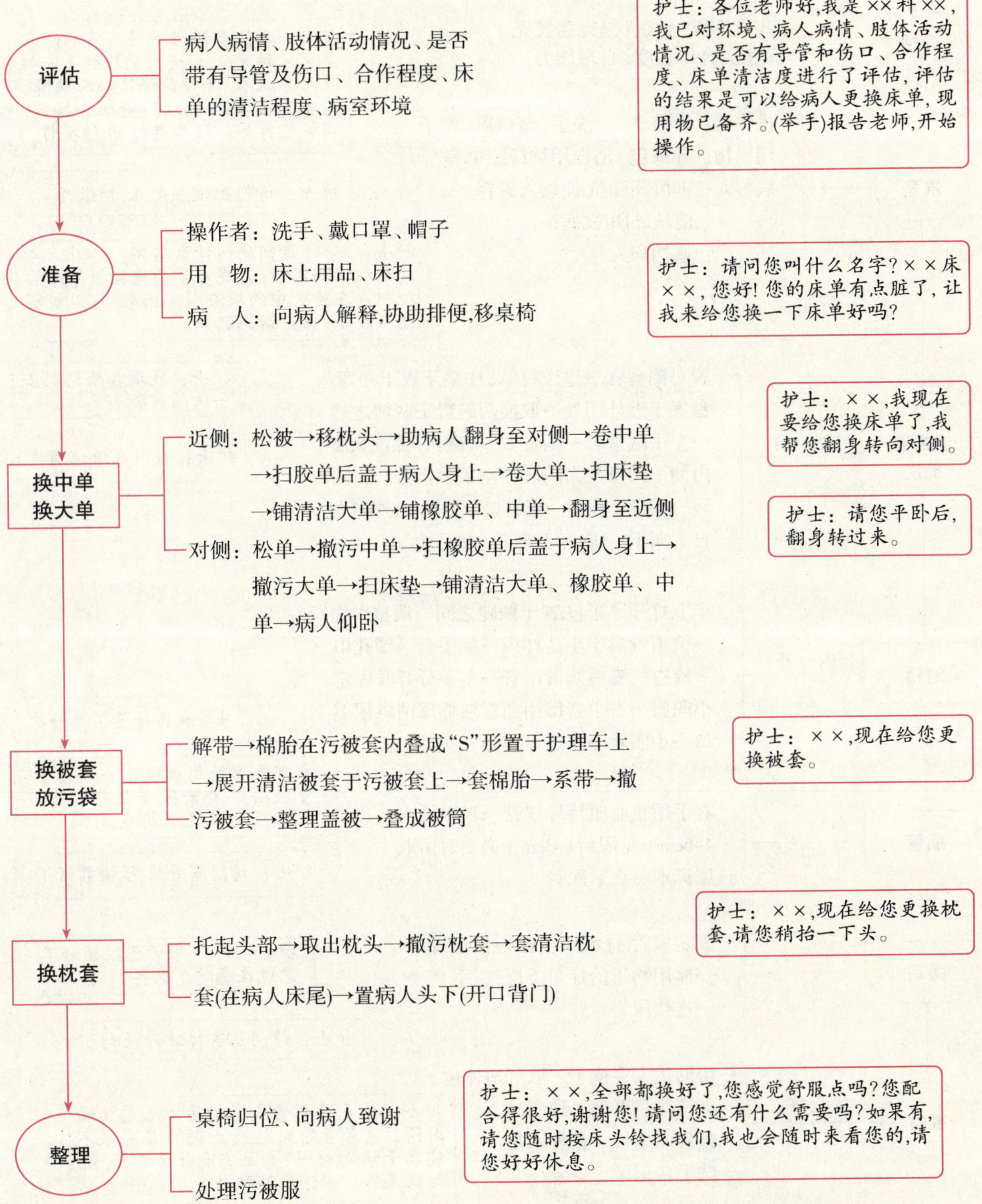

（十八）女病人导尿操作流程

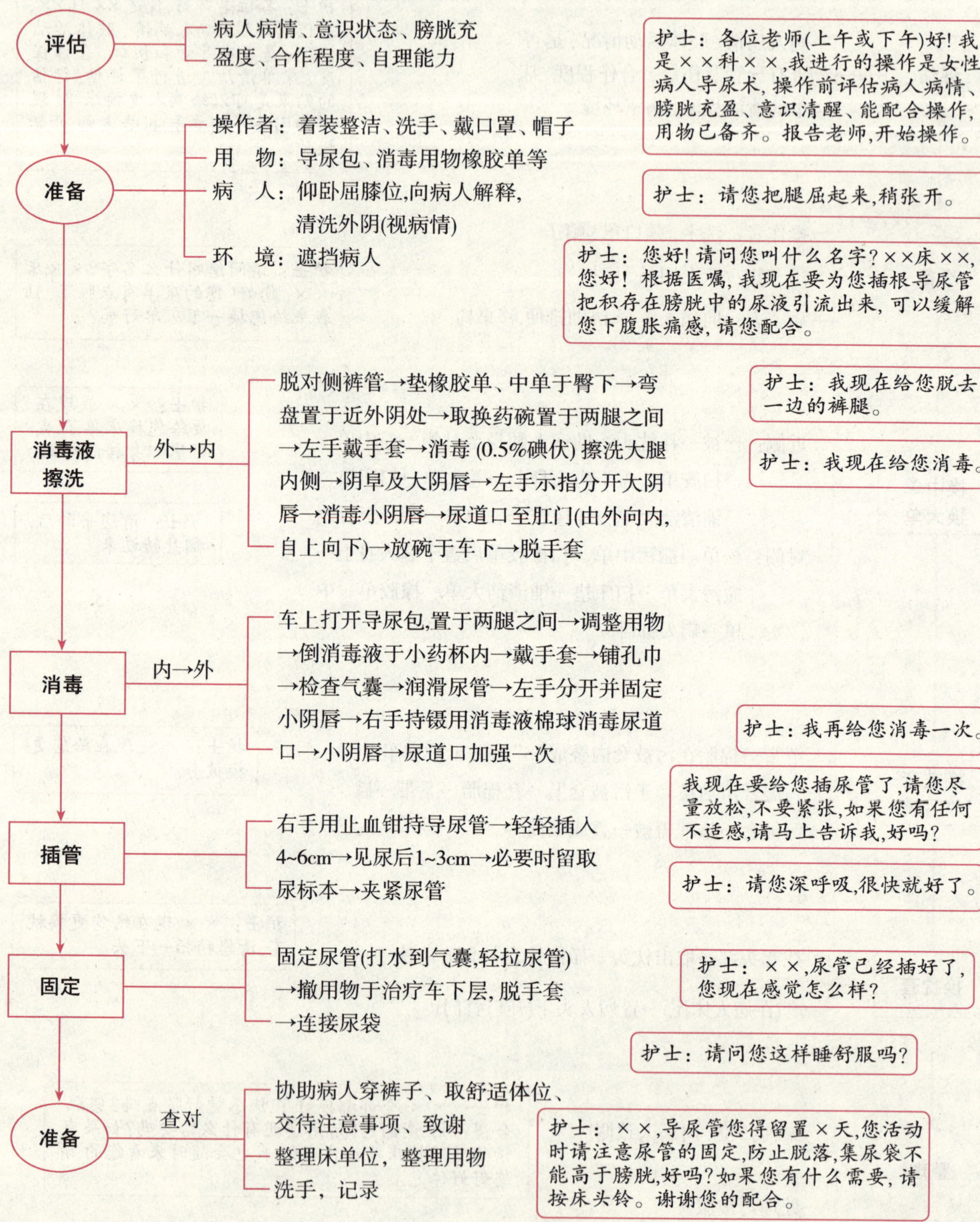

（十九）男病人导尿操作流程

评估
- 病人病情、意识状态、膀胱充盈状态、合作程度、自理能力

护士：各位老师(上午或下午)好!我是××科的××，我进行的操作是男性病人导尿术，操作前评估病人病情、膀胱充盈、意识清醒、能配合操作；用物已备齐；报告老师，开始操作。

准备
- 操作者：着装整洁、洗手、戴口罩、帽子
- 用　物：消毒用品、导尿包、橡胶单等
- 病　人：向病人解释，清洗外阴(视病情)、仰卧位
- 环　境：遮挡病人、室温适宜

护士：您好!请问您叫什么名字?××床××，您好!根据医嘱，我现在要为您插根导尿管把积存在膀胱中的尿液引流出来，可以缓解您下腹胀痛感，请您配合。

消毒液擦洗
- 脱对侧裤腿→垫橡胶单、中单于臀下→置弯盘于两腿间→右手持镊，用消毒棉球消毒阴阜及阴茎背面→纱布包裹提起阴茎→消毒阴茎腹面及阴囊→纱布后推阴茎露尿道口→从尿道口用消毒棉球向外旋转擦拭龟头至冠状沟数次→置纱布于阴茎及阴囊之间

护士：我现在给您脱去一边的裤腿。

护士：我现在给您消毒。

消毒
- 车上打开导尿包置于两腿之间→调整包内用物→倒消毒液于小药杯→戴手套→铺孔巾→检查气囊→润滑导尿管→左手提起阴茎(纱布包裹)→消毒棉球螺旋擦拭尿道口龟头至冠状沟

护士：我再给您消毒一次。

插管
- 左手提起阴茎贴近腹壁成60°角→右手用止血钳持导尿管→轻轻插入20~22cm→见尿后再插入2~3cm→必要时留取尿标本(试管火焰消毒)→夹紧尿管→纱布包裹导尿管末端

护士：我现在要给您插尿管了，请您不要紧张，尽量放松，如果您感到不适，请马上告诉我，好吗?

固定
- 固定尿管(打水到气囊，轻拉尿管)→撤用物于治疗车下层→脱手套→连接尿袋

护士：××，尿管已经插好了，您现在感觉怎么样?

整理
- 协助病人穿裤子，取舒适体位、交待注意事项、致谢
- 整理床单位、用物
- 洗手、记录

护士：请问您这样睡舒服吗?

护士：××，导尿管您得留置几天，您活动时请注意尿管的固定，防止脱落，集尿袋不能高于膀胱。如果您有什么需要，请按床头铃。谢谢您的配合

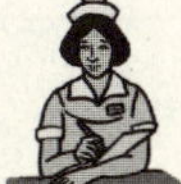

备　注

1. 成人导尿气囊注水约10~15ml
2. 小儿导尿气囊注水约5ml
3. 膀胱极度充盈，第一次放尿不超过1000ml

护士操作后评估：病人腹胀症状已缓解，用后物品处置符合消毒技术规范。(举手)报告老师，操作完毕。谢谢老师，请各位老师指导。

（二十）真空试管采血操作流程

评估
- 病人病情、局部皮肤情况、血管情况
- 解释、问二便,是否按要求进行采血前准备

护士：各位老师好,我是××科××,我已对操作环境、病人病情、局部血管、皮肤情况进行了评估,病人已按要求空腹,用物已备齐,报告老师(举手),开始操作!

准备
- 操 作 者：着装规范、剪指甲、洗手、戴口罩
- 核对医嘱：检验医嘱、检验项目标签
- 用　　物：治疗车、医嘱、试管、检验标签、采血针、止血带、小枕、棉签、治疗盘、治疗碗(锐器回收盒)、带针头真空采血管

护士：(病人床前)您好!请问您叫什么名字？××床×××您好!为了明确诊断,按医嘱要从血管采集血液进行化验检查,请问您需要解大小便吗?

选血管
- 再核对、协助病人取合适体位
- 评估局部皮肤、血管状况,选择血管
- 在穿刺点上方6cm处扎止血带,
- 动脉采血不需扎止血带,穿刺部位肢体垫小枕

护士：请问您这样躺着舒服吗?请您把手伸出来,让我看一下您的血管好么?血管都很好,就选这只手了,我现在给你消毒。

消毒
- 范围：5cm×5cm

查对、进针
- 查对
- 嘱握拳
- 动脉穿刺需消毒左手示指、中指,以固定欲穿刺动脉上、下端,进针时在两指间垂直或与动脉走向成40°角迅速进针,见回血固定

护士：我现在进针,会有点疼,我会尽量轻一点。穿刺成功了。

核对
- 检验医嘱、检验标签、床号、姓名

采血
- 先采抗凝管、摇匀,后采干燥管

拔针
- 松止血带、拔针按压,特殊情况如：有凝血功能障碍者或采动脉血时要延长按压时间

护士：血液采完了,现在我松了止血带,您请松拳,拔针后按住穿刺点5分钟,不出血即可。我帮您盖好被子,有什么不舒服可联系我,谢谢您的合作!请您好好休息。

观察
- 观察穿刺部位：有无渗血、肿胀等
- 交代注意事项

核对
- 检验医嘱、检验标签、床号、姓名

整理
- 整理床单位
- 协助病人取舒适体位
- 整理用物、分类放置
- 洗手
- 记录

护士操作后评价：病人采血过程顺利,无不良反应,用后物品处置符合消毒技术规范,报告老师(举手),操作完毕,请指导,谢谢!

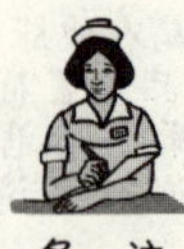

备 注

多支试管采血顺序：
凝血指标→血沉→血常规→生化→最后是干燥试管

（二十一）持续膀胱冲洗操作流程

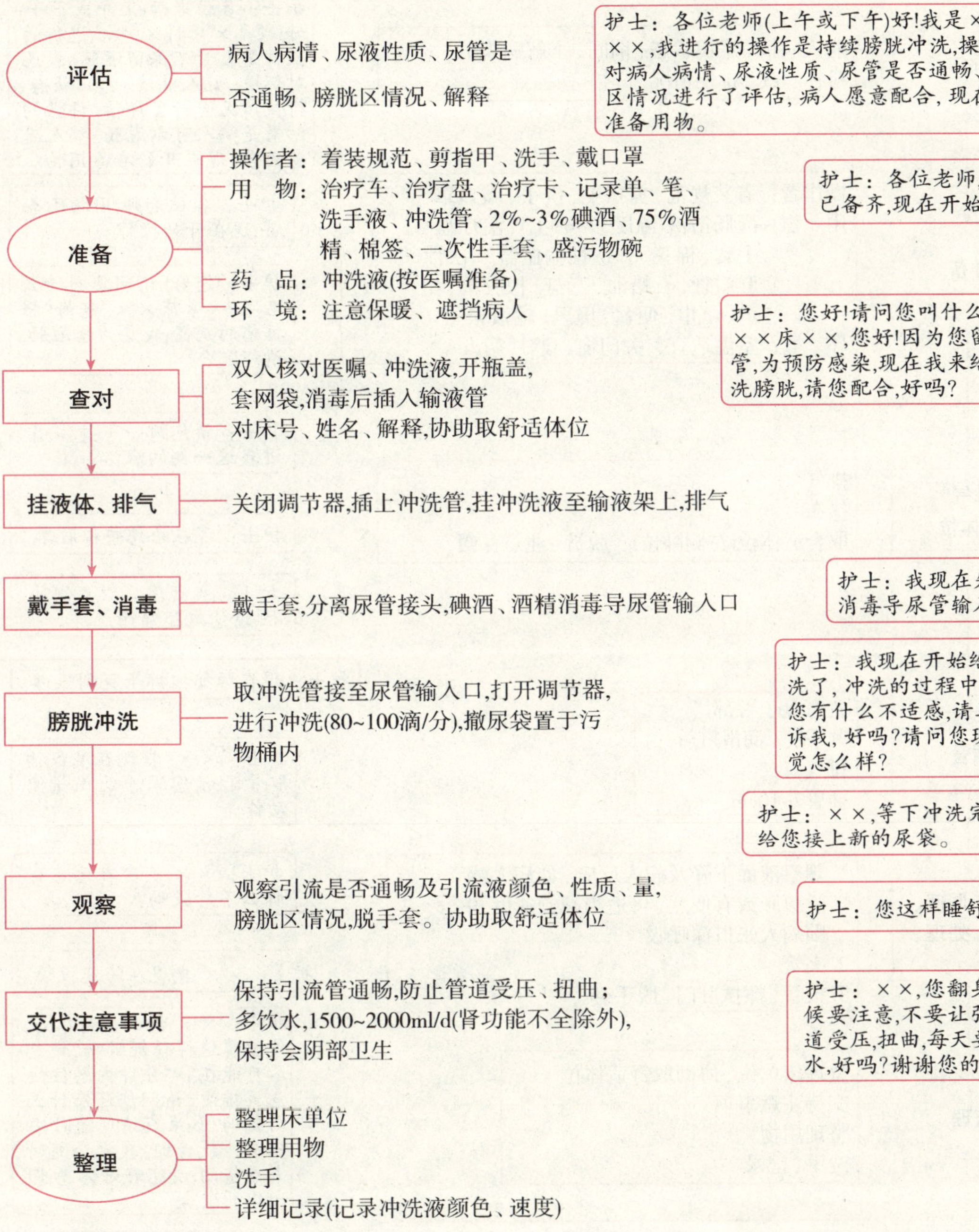

备 注

1. 冲洗管道连接正确
2. 注意冲洗速度
3. 保持管道通畅,注意进出量

护士操作后评价：病人无不良反应,用后用物处置符合消毒技术规范,报告老师,操作完毕。谢谢老师(鞠躬),请老师指导。

（二十二）大量不保留灌肠操作流程

评估

病人病情、意识状态、询问、了解病人的身体状况、排便情况

护士：各位老师(上午或下午)好!我是××科××,我进行的操作是大量不保留灌肠,我已对环境、病人病情、意识状态、排便情况进行了评估,评估的结果是病人可以灌肠,病人愿意配合,现在开始准备用物。

准备

操作者：着装规范、剪指甲、洗手、戴口罩
用　物：灌肠溶液(温度39~41℃)、治疗盘、手套、棉签、一次性输血器,一次性肛门管、石蜡油、弯盘、橡胶单、中单、纸巾、便盆、屏风、输液架
环　境：室温适宜、关门窗、遮挡病人

护士：各位老师,用物已备齐,现在开始操作。

护士：您好!请问您叫什么名字?××床××,您好!根据您的病情,我要为您灌肠,请您配合。

护士：请您挪一下身体,靠近我这一侧的床沿。

排气 摆体位

排气
垫布
取合适体位(左侧卧位)、脱裤、注意保暖

护士：现在给您垫橡胶单。

护士：我帮您采取左侧卧位,请您双腿屈曲。

护士：现在帮您把裤子脱到膝部。

插管

置弯盘于臀部
戴手套、润滑肛管
排气
插管7~10cm

护士：××,我现在准备插肛管了,请您深呼吸,做排便动作。

固定、调速、观察、处理、拔管

1. 观察液面下降及病人反应、如病人感觉腹胀或有便意、可适当减慢速度,并嘱病人张口深呼吸
2. 夹管
3. 拔管、擦拭肛门、脱手套

护士：××,您现在感觉有什么不舒服吗?

护士：××,我现在给您拔管。

整理

整理床单位、协助取舒适体位
交待注意事项
整理用物
洗手、记录

护士：××,您配合得很好,您觉得这样睡舒服吗?请您尽可能在3~5分钟内忍住便意再排便。请问您还有什么需要吗?如果有请您随时按床头铃找我们,我也会随时来看您的,请您好好休息,谢谢您的配合。

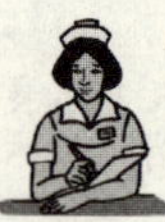

备　注

1. 对急腹症、妊娠早期、消化道出血的病人禁止灌肠；肝性脑病病人禁用肥皂水灌肠;伤寒病人灌肠量不能超过500ml,液面距肛门不得超过30cm
2. 对病人进行降温灌肠,灌肠后保留30分钟后再排便,排便后30分钟测体温

护士操作后评价：病人无不良反应,用后用物处置符合消毒技术规范。报告老师,操作完毕。谢谢老师(鞠躬),请老师指导。

（二十三）肛管排气操作流程

护士：各位老师(上午或下午)好!我是××科××，我进行的操作是肛管排气法。操作前，对病人的病情、肠胀气程度、合作程度、肛门部位皮肤、黏膜情况等进行评估，评估结果是病人可以进行肛管排气。病人愿意配合，现在开始准备用物。

评估
- 病人病情、肠胀气程度、意识状态、心理反应、合作程度、肛门部位皮肤、黏膜情况、解释

准备
- 操作者：着装整洁、剪指甲、洗手、戴口罩
- 用　物：治疗盘、肛管(26号)、玻璃接管、橡胶管、玻璃瓶(内盛水3/4满),瓶口系带、润滑剂、棉签、胶布、橡皮圈、别针、卫生纸、弯盘
- 环　境：室温适宜、关门窗、遮挡病人

护士：各位老师，用物已备齐，现在开始操作。

护士：您好!请问您叫什么名字?××床××，您好！根据您的病情，我现在要为您进行肛管排气，以缓解您腹胀的症状，请您配合，好吗?

核对、解释
- 核对床号、姓名,向病人解释,取得配合

护士：××，我现在给您取个适合操作的体位。

摆体位
- 取左侧卧位或仰卧位,脱裤,注意保暖

护士：我现在给您脱裤子至膝部。

系瓶、连接
- 系瓶于床边,橡胶管一端插入玻璃瓶液面下,另一端与肛管连接

护士：××，我现在润滑肛管，准备给您插管了，插管的过程中可能会有些不适，请您忍耐一下，我动作会尽量轻柔的。

插管
- 润滑肛管→插管15~18cm

护士：××，我现在给您插管了，请您深呼吸。

固定
- 固定肛管于臀部及床单上

护士：××，肛管我已经给您插好，并固定好了。

观察
- 排气畅通：瓶中有气泡逸出
- 排气不畅：瓶中气泡很少或无

护士：××，请问您现在感觉怎么样?

拔管
- 拔管、擦拭肛门

护士：××，时间已经到了，我现在给您拔管了。

整理
- 整理床单位,协助病人取舒适体位
- 整理用物,分类放置
- 洗手
- 记录

护士：××，请问您这样睡舒服吗？如果您有什么需要，请按床头铃找我们，我也会经常过来看您的，谢谢您的配合，您好好休息吧。

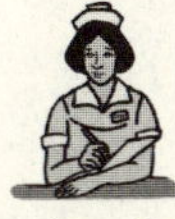

备　注

1. 排气不畅时,帮助病人更换体位及按摩腹部,以促进排气
2. 肛管保留时间一般不超过20分钟,必要时可间隔数小时后重复肛管排气

护士操作后评估：病人无不良反应，用后物品处置符合消毒技术规范。报告老师，操作完成，谢谢老师，请各位老师指导。

（二十四）冰袋使用操作流程

护士：各位老师(上午或下午)好！我是××科××，我进行的操作是冰袋的使用法。操作前评估病人病情，局部皮肤组织完好，无破损，无瘀血，无硬结；自理能力良好，能配合操作，现在开始准备用物。

评估
- 病人病情、需放置冰袋部位皮肤现状
- 自理能力、合作程度、解释、问二便

护士：各位老师，用物已备齐，现在开始操作。

准备
- 操作者：着装规范、剪指甲、洗手、戴口罩
- 用　物：冰袋、布套、冰粒
- 环　境：酌情调节室温，需暴露病人可以用屏风或床帘遮挡

护士：您好，请问您叫什么名字？××床××，您好！因为您发热了，刚才测得的体温为39.5℃，根据医嘱，我要给您使用冰袋降温，请您配合，请问您需要上洗手间吗？

装冰袋
- 装袋、驱气：冰粒装袋1/2~2/3满，排气，扎紧袋口
- 检查、加套：抹干、倒提，检查有无漏水，装入布套

护士：请问您这样睡舒服吗？

放置
- 协助病人取合适体位
- 置冰袋于所需部位，高热降温置冰袋于前额、头顶或体表大血管流经处；扁桃体摘除术后将冰袋置于颈前颌下

护士：××，我已经给您放置好冰袋，如果您有不舒服感，请您马上告诉我，好吗？

观察
- 注意冰袋有无漏水等，布套潮湿或冰块融化应及时更换
- 密切观察病人病情及体温变化，局部皮肤发紫或有麻木感时，停止使用

护士：请问您现在觉得怎么样？

用毕
- 将冰袋内的冰水倒空、倒挂晾干，吹入少量空气，扎紧袋口备用；布套送洗

护士：××，时间已经到了，我给您取下冰袋了，半个小时后我再过来给您测量体温，请您休息一下，如果有什么不舒服或需要，请按床头铃，好吗？

交班
- 必要时床边交班

整理
- 整理床单位
- 协助病人取舒适体位
- 整理用物、分类放置
- 洗手
- 记录

护士：××，您这样睡舒服吗？谢谢您的配合。

护士操作后评估：病人体温降至38.5℃，用后物品符合消毒技术规范。报告老师，操作完毕，谢谢老师，请各位老师指导。

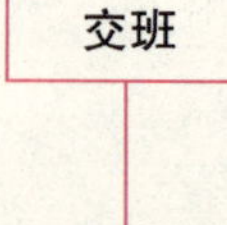

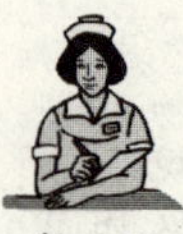

备注

1. 禁忌部位：枕后、胸前、腹部、脚底、阴囊(男性)、耳郭
2. 治疗时间不超过30分钟；如为降温，使用后30分钟测体温，体温降至39℃以下，取出冰袋
3. 记录使用部位、时间、效果、反应；降温后的体温绘制在体温单上

（二十五）热水袋使用操作流程

护士：各位老师(上午或下午)好!我是××科××,我进行的操作是热水袋的使用法。我已经对病人的病情、需放置热水袋局部皮肤情况,合作程度等进行了评估,评估的结果是病人可以使用热水袋。病人愿意配合,现在开始准备用物。

评估 → 病人病情、需放置冰袋部位皮肤现状、自理程度、合作程度、解释、问二便

准备 →
- 操作者：着装规范、剪指甲、洗手、戴口罩
- 用　物：热水袋、布套、水温计、毛巾、大毛巾(必要时)、大量杯(内盛热水)
- 环　境：酌情调节室温,如需暴露病人,用屏风或床帘遮挡。热源置于安全处

护士：各位老师,用物已备齐,现在开始操作。

护士：您好,请问您叫什么名字?××床××,您好!因为您刚做完手术,天气又冷,您的肢体那么凉,我给您准备了一只热水袋取取暖,等会儿,您就会感觉舒服点了,请问您要上洗手间吗?

灌袋 →
- 测、调水温：成人60~70℃,昏迷、老人、婴幼儿、麻醉未清醒、感觉迟钝等病人水温应低于50℃
- 灌袋：放平热水袋、去塞,一手持袋口边缘灌热水1/2~2/3满驱气、拧紧塞子、擦干倒提,检查有无漏水、装入布套

护士：请问您这样舒服吗?

放置 →
- 协助病人取合适体位
- 置热水袋于所需部位,勿压体下,袋口朝身体外侧,
- 特殊病人使用时,应再包一块大毛巾或放于两层毛毯之间,以防烫伤

护士：××,热水袋我已经给您放置好了,如果您感觉不舒服,请马上告诉我,好吗?

观察 →
- 注意热水袋有无漏水等,布套潮湿及时更换
- 出现皮肤潮红、疼痛停止使用,并在局部涂凡士林以保护皮肤

护士：请问您现在觉得怎么样?

用毕 → 热水倒空、倒挂晾干,吹入少量空气,旋紧塞子,放阴凉处,扎紧袋口备用；布套送洗

护士：××,热水袋已经放了30分钟了,水也凉了,我现在把它取出来了。

交班 → 必要时床边交班

护士：××,您现在感觉好点了吗?您先好好休息,如果有什么需要,请按床头铃找我们,好吗?

整理 →
- 整理床单位
- 协助病人取舒适体位
- 整理用物、分类放置
- 洗手
- 记录

护士：××,您这样睡舒服吗?谢谢您的配合

护士操作后评估：病人肢体感觉温暖,用后物品处置符合消毒技术规范。报告老师,操作完毕,谢谢老师,请各位老师指导。

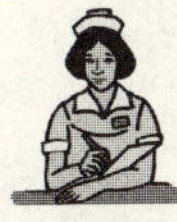

备　注

1. 热敷禁忌证：急性腹痛诊断未明者,面部危险三角区化脓感染早期病人,新鲜软组织血肿者
2. 治疗时间不超过30分钟,如为保暖,可持续,并及时更换热水
3. 记录使用部位、时间、效果、反应

（二十六）口服给药法操作流程

评估
- 询问了解病人的身体状况、进餐情况、药物过敏史及药物使用情况
- 观察病人口咽部是否有溃疡、糜烂等情况

护士：各位老师(上午或下午)好(鞠躬)，我是××科的××，我进行的操作是口服给药法，我已对操作环境、病人病情、心理及药物性质进行评估，病人愿意配合，现在开始准备用物。

准备
- 操作者：着装规范、剪指甲、洗手、戴口罩
- 用　物：服药本、药卡、药杯、小药匙、手表、水壶内装温开水(必要时备听诊器、电筒)
- 药　物：遵医嘱
- 环　境：整洁、通风、干燥、光线充足

护士：各位老师，用物已备齐，现在开始操作。

备药
- 查对：核对医嘱、服药本与小药卡，按床号顺序将小药卡插入药盘内，放好药杯
- 取药：根据服药本上床号、姓名、药名、浓度、剂量、时间进行配药，先配固体药，然后配水剂，执行查对制度
- 再次查对：配药完毕应重新核对1次，再由另一个护士查对1次

护士：报告老师，口服药已经配备完毕，现在开始发药。

发药
- 准备分发：携带服药本，准备温开水，了解病人有关情况。
- 核对解释：按规定时间送药至病人旁，核对床号、姓名、药名、浓度、剂量、时间确认无误再发药
- 用药指导：告知病人所服的药物、服用方法。告知病人特殊药物服用的注意事项
- 协助服药：视病人病情、年龄等灵活运用不同方法，如为鼻饲病人，将药物研碎溶解后由胃管注入
- 未发药物交班：病人不在病房或因故暂不能服药者，暂不发药，并做好交班
- 观察服药情况：观察病人服药效果及不良反应

护士：您好!请问您叫什么名字?××床的××，您好!根据医嘱您需要吃××药，您以前吃过这种药吗?我扶您起来吃，这开水不烫吧?好，吃下去了是吗?谢谢您的合作，请您好好休息。

特殊用药指导
- 告知病人所服药物的作用、不良反应以及某些药物服用的特殊要求
- 对服用强心苷类药物的病人，服药前应当先测脉搏、心率、注意其节律变化，如脉率低于60次/分钟或者节律不齐时，不可以服用

整理
- 再次核对
- 告诉病人服药后如有不良反应、身体不适或过敏症状，应立即报告
- 整理床单位、协助取舒适体位
- 交待注意事项
- 整理用物：服药后，回收药杯、药盘，先浸泡消毒后，冲洗清洁、擦干，再消毒备用
- 洗手、记录

护士：××，您服药后如有不良反应、身体不适或过敏症状，请您立即告诉我们或及时按铃。我们会立即赶来看您的，如果您有什么需要也请按铃，床头铃我给您放这了，我们也会随时来看您的。谢谢您的配合，您好好休息。

护士操作后评价：病人正确服药；无不良反应。用后物品处置符合消毒技术规范，报告老师(举手)，操作完毕，谢谢老师!

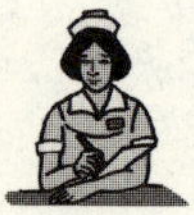

备　注

1. 严格执行查对制度
2. 正确取药：固体药，用药匙取。水剂，用量杯取。油剂、滴剂药量不足1ml，在药杯内倒入少量温开水，再用滴管吸取药液。1ml按15滴计算
3. 掌握病人所服药物的作用、不良反应及某些药物服用的特殊要求

（二十七）超声雾化吸入操作流程

护士：各位老师(上午或下午)好，我是××科××，我进行的操作是超声雾化吸入，我已对环境和病人病情、排痰情况进行评估，病人愿意配合治疗。现在开始准备用物。

评估
- 病人病情、排痰情况、合作程度、超声波
- 雾化吸入器是否完好

准备
- 操作者：着装规范、剪指甲、洗手、戴口罩
- 药　物：遵医嘱准备液体和药物，检查名称、剂量、用途、有效期、有否混浊、变质
- 用　物：超声波雾化器、冷蒸馏水、连接管、口含嘴、治疗巾、漱口液
- 环　境：病室安静、清洁整齐、空气新鲜、根据季节调节室温

护士：各位老师，用物备齐，现在开始操作。

加水及药液
- 在水槽内加水250ml
- 在雾化罐内放入药液约30~50ml
- 接连接管及口含嘴

护士：您好！请问您叫什么名字？××床的××，您好！您昨晚咳喘没睡好，感觉难受是吗？现在我遵医嘱为您做超声雾化吸入，使痰液稀化易咳出，这样您病情会好转起来，大概要15分钟，请您配合好吗？

漱口
- 协助病人取合适体位、解释
- 铺治疗巾，置弯盘于颌下，漱口

接电源开开关
- 先开灯丝开关(红色指示灯亮)，预热3分钟，
- 再开雾化开关(白色指示灯亮)

调节雾量
- 大档雾量为3ml/min，中档雾量为2ml/min
- 小档雾量为1ml/min，一般用中档

吸入药液
- 吸药：嘱病人用口含住雾化器的出口部，用口吸、用鼻呼，作深呼吸，时间10~15分钟，注意水槽水温
- 吸毕：取下雾化器，关雾化开关，再关灯丝开关，将水槽内的水倒掉、擦干；将雾化罐、连接管浸泡于消毒液内1小时，再用清水冲净，晾干待用

护士：××您现在感觉怎样？

护士：××您好！15分钟到了，您现在感觉舒服一些吗？谢谢您的配合

整理
- 整理床单位
- 协助病人取舒适体位、擦干面部
- 整理用物、分类放置
- 洗手
- 记录

护士操作后评价：正确指导病人，病人配合操作，操作规范，用后物品处置符合消毒技术规范。报告老师(举手)，操作完毕，谢谢老师！

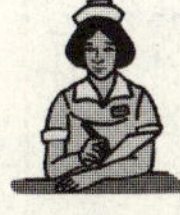

备　注

1. 水槽和雾化罐中忌加温水、热水；水温>60℃，关机更换冷蒸馏水；如罐内液体过少，可通过盖上小孔内增加药量(不必关机)
2. 同一个病人使用，每次用完用冷开水冲净，疗程结束再消毒
3. 连续使用，中间必须间歇30分钟
4. 按病情需要拍背，指导有效咳嗽，即嘱病人深呼吸2~3次，轻咳一下，深吸气后再用力咳嗽，把痰咳出

（二十八）皮内注射操作流程

评估 → 查病历过敏记录、病人病情、注射部位皮肤情况、有无酒精过敏史、合作程度、解释、问二便、询问药物过敏史→
- 有→ 报告医生,停医嘱→记录
- 无→继续以下操作

护士：各位老师(上午或下午)好!我是××科××,我进行的操作是皮内注射,我已对操作环境、病人病情、过敏史、穿刺部位皮肤、是否进食进行了评估,通过评估,病人可以进行××皮试。现在开始准备用物。

准备 →
- 操作者：着装规范、剪指甲、洗手、戴口罩
- 用　物：注射盘、无菌治疗巾、注射器(1ml)药物、常规消毒剂、棉签、砂轮、急救物品(1∶1000盐酸肾上腺素)、注射卡、弯盘
- 药　物：铺无菌治疗盘→配制皮试液(稀释药液时更换针头)→将皮试液置于治疗盘内
- 环　境：病室安静、清洁、温度适宜、必要时备屏风

护士：各位老师,用物已备齐,(举手)报告老师,开始操作。

选部位 →
- 再核对、协助病人取合适体位(建议卧位)
- 部　位：前臂掌侧下1/3处,尺侧优于桡侧、避开血管

护士：您好!请问您叫什么名字?××床的×××您好!根据医嘱我将为您进行××皮试,请问您对什么药物或食物过敏吗?是否需要去解大小便?

消毒、进针 →
- 消毒：75%酒精按常规消毒皮肤,范围大于5cm×5cm
- 查对：护士：请问是××床的×××吗?
- 进针：针尖斜面向上与皮肤成5°角刺入皮内

护士：×××,您是想坐着还是躺着注射呢?您最好卧在床上,这样您会舒适点。

固定 → 固定：左手拇指固定针栓

护士：我现在准备进针,有点疼,我会尽量轻一点的。

推药、拔针、查对 →
- 推药：右手推药液0.1ml,局部隆起呈半球状皮丘,隆起的皮肤变白并显露毛孔
- 拔针：快速拔针、勿按压、记录时间
- 查对

护士：×××,我已经为您做好皮试了,如果您有什么不舒服或需要,请您及时联系我,床头铃我帮您放在枕边,我也会经常巡视的,谢谢您的配合!请您好好休息。

观察 → 观察20分钟、判断结果

整理 →
- 整理床单位
- 协助病人取舒适体位
- 整理用物、分类放置
- 洗手
- 记录

护士：×××,您好!20分钟到了,请您把手伸出来,让我观察结果好么?请问您有什么不舒服么?注射部位有什么感觉呢?经双人核对,您的皮试结果为阴性,您这样睡着舒服么?谢谢您的配合,请您好好休息。

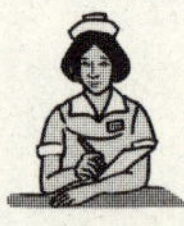

备　注

常用皮试液浓度(0.1ml溶液的药物含量)：

青霉素	20~50U
链霉素	250 U
破伤风	15 U
普鲁卡因	0.25%溶液取0.1ml

其他药物浓度参照药物说明书

护士操作后评价：病人无不良反应,用后物品处置符合消毒技术规范。(举手)报告老师,操作完毕,请指导。谢谢!

（二十九）皮下注射操作流程

评估
- 病人病情、过敏史、注射部位皮肤情况、合作程度、治疗程度、治疗计划、解释、问二便

护士：各位老师(上午或下午)好！我是××科××，我进行的操作是皮下注射，我已对操作环境、病人病情、穿刺部位皮肤、是否进食进行了评估，通过评估，病人可以进行注射。现在开始准备用物。

准备
- 操作者：着装规范、剪指甲、洗手、戴口罩
- 药　物：遵医嘱检查药物名称、剂量、用途、有效期、有无混浊、变质
- 用　物：注射盘、无菌治疗巾、注射器(1~2ml)、药物、常规消毒剂、棉签、砂轮、注射卡、弯盘、铺无菌治疗盘
- 环　境：室内空气洁净、安静、温度适宜，必要时备屏风

护士：各位老师，用物已备齐，现在开始操作。

吸药、排气
- 吸取药液、排尽空气

护士：(病人床前)您好！请问您叫什么名字？××床×××您好！医生给您开了××的注射。请问您要去大小便吗？不用的话请您把手伸出来让我看一下注射部位的皮肤好吗？

摆体位、选部位
- 再核对，协助病人取合适体位(叉腰或屈肘)
- 常用部位：上臂三角肌下缘

消毒、进针
- 消毒：按常规消毒皮肤，安尔碘消毒范围大于5cm×5cm
- 查对：护士：请问是××床的×××吗？
- 进针：排气、绷紧/捏起皮肤、针尖斜面向上成30~40°角刺入针头2/3

护士：×××，我要给您消毒了，会有点凉。

护士：我现在准备进针，有点疼，我会尽量轻一点的。

固定、回抽
- 固定：右手固定针栓
- 回抽：无回血

推药、拔针、查对
- 推药：慢注药液、观察反应
- 拔针：快速拔针、用消毒棉签按压针眼2~3分钟
- 查对

交代注意事项

整理
- 整理床单位
- 协助病人取舒适体位
- 整理用物、分类放置
- 洗手
- 记录

护士：×××，我已经为您打完针，如果您有什么不舒服或需要，请您及时联系我，床头铃我帮您放在枕边，我也会经常巡视的，谢谢您的配合！请您好好休息。

护士操作后评价：病人无不良反应，用后物品处置符合消毒技术规范。(举手)报告老师，操作完毕，请指导。谢谢！

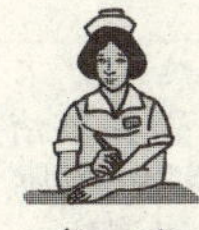

备注

皮下注射的部位：
上臂三角肌下缘、上臂外侧、腹部、后背、大腿外侧

（三十）肌内注射操作流程

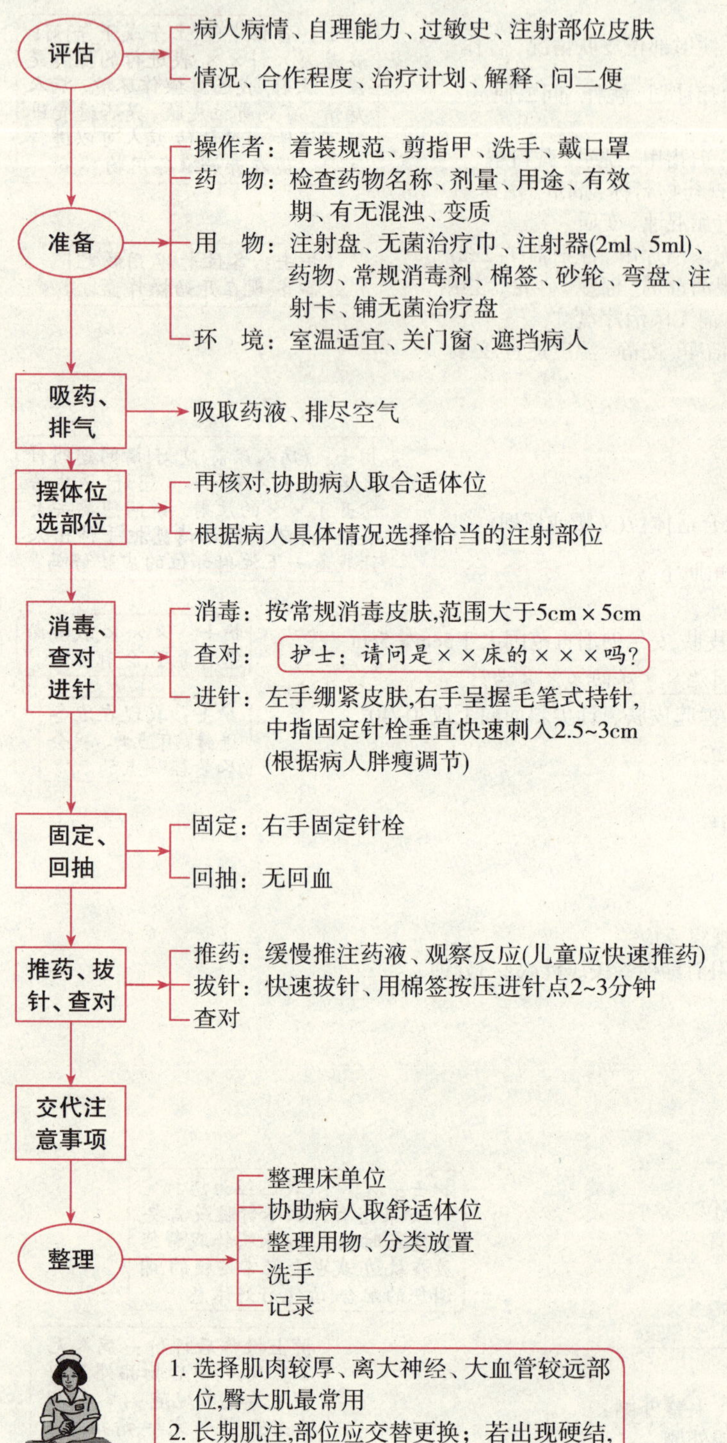

护士：各位老师(上午或下午)好!我是××科××,我进行的操作是肌内注射,我已对操作环境、病人病情、穿刺部位皮肤、是否进食进行了评估,通过评估,病人可以进行肌注。现在开始准备用物!

护士：各位老师,用物已备齐,现在开始操作。

护士：(病人床前)您好!请问您叫什么名字?××床×××您好!医生给您开了××的注射。您需要去大小便吗?如果不用的话请您先躺下来好吗?我会帮你翻身到对侧,把裤子稍稍拉下,上腿伸直,下腿弯曲,这样的体位能使肌肉放松,减轻注射的疼痛。

护士：×××,我要给您消毒了,会有点凉。

护士：我现在准备进针,有点疼,我会尽量轻一点的。

护士：×××,我已经为您打完针了,如果您有什么不舒服或需要,请您及时联系我,床头铃我帮您放在枕边,我也会经常巡视的,谢谢您的配合!请您好好休息。

备　注

1. 选择肌肉较厚、离大神经、大血管较远部位,臀大肌最常用
2. 长期肌注,部位应交替更换；若出现硬结,可行热敷或理疗

护士操作后评价：病人无不良反应,用后物品处置符合消毒技术规范。(举手)报告老师,操作完毕,请指导。谢谢!

（三十一）青霉素皮内过敏试验操作流程

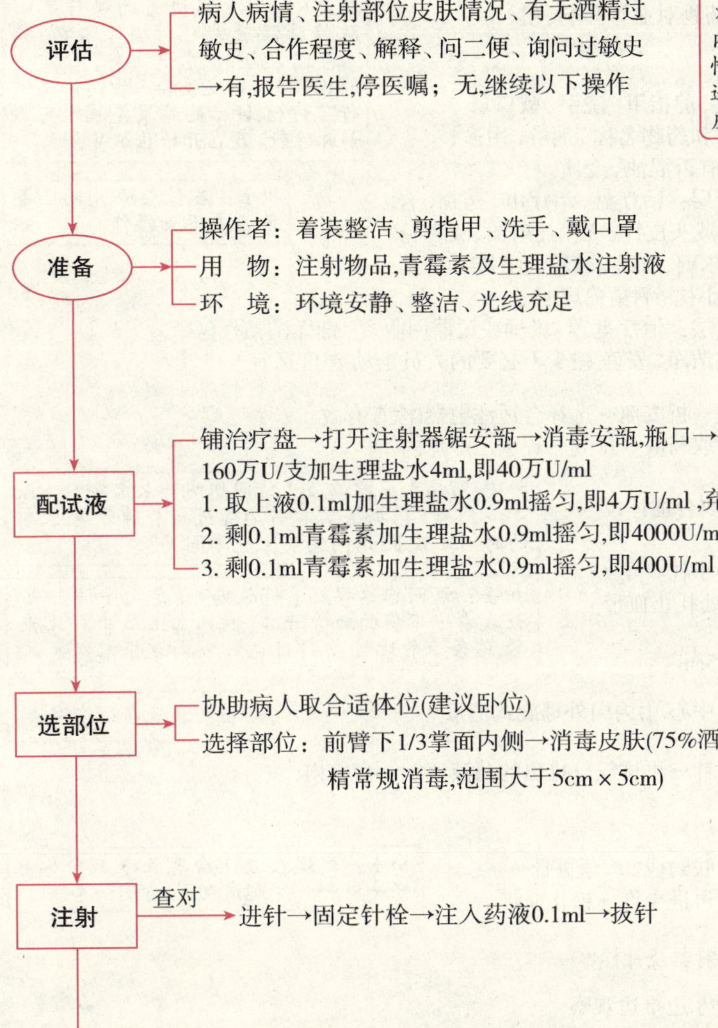

护士：各位老师(上午或下午)好！我是××科××,我进行的操作是青霉素皮内过敏试验,我已对操作环境、病人病情、过敏史、穿刺部位皮肤、是否进食进行了评估,通过评估,病人可以进行皮试。现在开始准备用物。

护士：各位老师,用物已备齐,(举手)报告老师,开始操作。

护士：您好!请问您叫什么名字?××床的×××您好!根据医嘱我将为您进行青霉素皮试,请问您以前使用过青霉素吗?那么您对其他药物或食物过敏吗?您吃过饭了吗?请您把手伸出来让我看一下注射部位的皮肤好吗?

护士：×××,我现在已经为您做好皮试了,您感觉怎么样?皮试的结果20分钟后才能观察,请您不要按压注射部位;如有什么不舒服或需要,请及时与我联系,我就在您的身边,您这样躺着舒服吗?谢谢您的合作!请您好好休息。

护士：×××您好!20分钟到了,请您把手伸出来,让我观察结果好么?请问您有什么不舒服么?注射部位有什么感觉呢?经双人核对,您的皮试结果为阴性,您这样睡着舒服吗?谢谢您的配合,请您好好休息。

备　注

常见皮试液浓度：(0.1ml药物的含量)：

青霉素	20~50U
链霉素	250U
破伤风	15U
普鲁卡因	0.25 %溶液取0.1ml

其他药物浓度参照药物说明书

护士操作后评价：病人无不良反应,用后物品处置符合消毒技术规范,(举手)报告老师,操作完毕,请指导。谢谢!

（三十二）四肢静脉注射操作流程

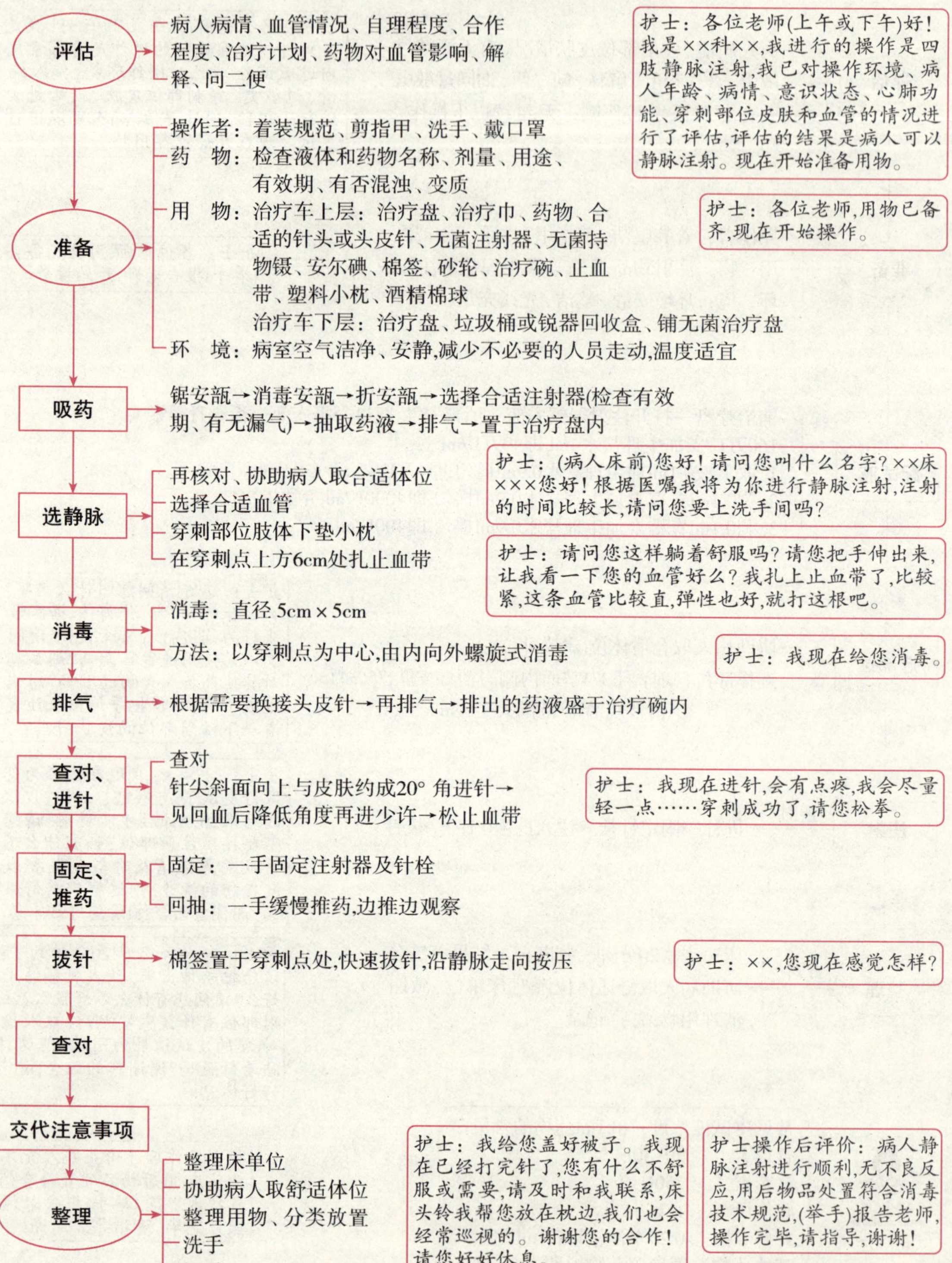

（三十三）密闭式静脉输液操作流程

评估 → 病人病情、血管情况、自理程度、合作程度、治疗计划、药物对血管影响、解释、问二便

护士：各位老师好，我是××科××,我已对操作环境、病人年龄、病情、意识状态、心肺功能、穿刺部位皮肤和血管的情况进行了评估,评估的结果是病人可以输液。现用物已备齐,(举手)报告老师,开始操作!

准备 →
- 操作者：着装规范、剪指甲、洗手
- 药　物：检查液体和药物名称、剂量、用途、有效期、有无混浊、变质
- 用　物：
- 治疗车上层：软包装液体一袋(或瓶装液一瓶)、输液花篮、药物、输液器一套、输液贴(胶布、小纱布)、止血带、安尔碘、棉签、砂轮、治疗碗、手表、治疗执行单、输液卡、输液牌、笔、垫巾或小枕
- 治疗车下层：治疗碗、治疗盘、垃圾桶(或锐器回收盒)

护士：(病人床前)您好!请问您叫什么名字?××床×××您好!根据医嘱我将为你进行静脉输液,输液的时间比较长,请问您要上洗手间吗?

加药 → 查对后挤压注射液袋有无渗漏,拉开软袋输注口保护套,锯安瓿→消毒安瓿→折安瓿选择合适的注射器(检查有效期、有无漏气)→抽取药液→加入液体中→摇匀→再检查有无混浊沉淀

挂补液 →
- 再核对、协助病人取合适体位
- 消毒输注口
- (检查有效期、有无漏气)插入输液管
- 挂于输液架上

护士：请问您这样躺着舒服吗?请您把手伸出来,让我看一下您的血管好么?我扎上止血带了,比较紧,这条血管比较直,弹性也好,就选这根吧……我现在给你消毒(输液的手不能放在被子上)。

排气 →
- 一次成功,不浪费药液,排出的药液盛于治疗碗内
- 检查输液管内有无气体,排净管内小气泡,备输液贴

选静脉 → 穿刺部位下铺垫巾或垫小枕,在穿刺点上方6cm处扎止血带,开口向上,选择合适血管

消毒 →
- 范围：直径5cm×5cm
- 方法：以穿刺点为中心,由内向外螺旋式消毒

选择头皮针 → 选择合适的头皮针

护士：我现在进针,会有点疼,我会尽量轻一点……穿刺成功了,请您松拳。

排气 → 接头皮针→排气

查对、进针 →
- 查对
- 进针：与皮肤成20°角→见回血后降低角度再进少许→松止血带→打开调节器

固定 →
- 固定：输液贴：针翼→穿刺点→头皮针软管
- 胶布、小纱：胶布贴针翼→小纱盖于穿刺点→头皮针软管贴于小纱上→输液管贴于前臂上

护士：我给您盖好被子。我现在已经输上液体了,在输液过程中,您有什么不舒服或需要,请及时和我联系,床头铃我帮您放在枕边,我们也会经常巡视的,请您在活动时注意防止针头脱出和管道受压,输液的滴数是根据您的病情和医嘱调节好的,请您不要随意调节,谢谢您的合作!请你好好休息。

调滴速 →
- 成人：40~60滴/分
- 老人、儿童：20~40滴/分,根据病情、年龄、药物、医嘱,调节速度

查对、签输液卡

交代注意事项

整理 →
- 整理床单位
- 协助病人取舒适体位
- 整理用物、分类放置
- 洗手
- 记录

护士操作后评价：病人输液通畅,无不良反应,用后物品处置符合消毒技术规范,(举手)报告老师,操作完毕,请指导,谢谢!

（三十四）小儿头皮静脉穿刺操作流程

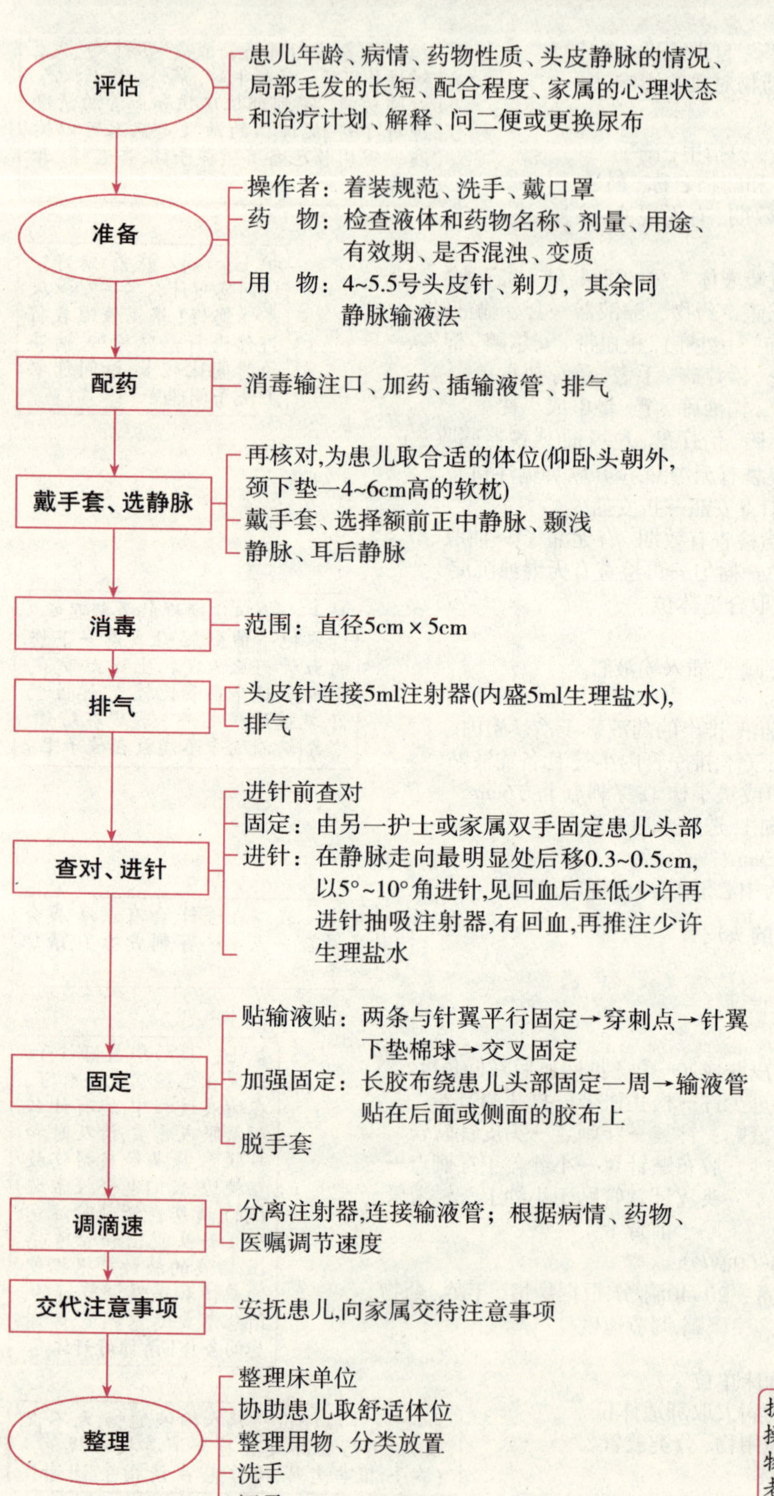

护士：各位老师好,我是××科××,我已对患儿病情、家属心理、患儿血管评估。现在开始准备用物。

护士：用物已备齐，报告老师(举手)开始操作。

护士：您好！请问您是××小儿的家属吗？根据医嘱我将为您小儿进行静脉输液,请您用双手固定小儿头部好吗？不用害怕,我尽量轻点;好,就是这样做。

护士操作后评价：正确执行无菌操作原则,头皮静脉穿刺成功,用后物品处置符合消毒技术规范,报告老师(举手),操作完毕。

（三十五）静脉留置针操作流程

评估
- 病人病情、穿刺部位皮肤及浅表静脉现状、治疗计划、解释使用留置针的目的、周围环境、问二便

护士：各位老师好，我是××科××，我已经对病人病情、穿刺部位皮肤及浅表静脉现状、治疗计划、周围环境进行评估，评估的结果是：病人可以采用静脉留置针输液，现用物已备齐。(举手)报告老师，开始操作。

↓

准备
- 操作者：着装规范、洗手、戴口罩
- 药　物：检查液体和药物名称、剂量、用途、有效期、是否混浊、变质，液体瓶口盖有无松动、瓶身有无裂缝。二人查对
- 用　物：治疗盘、无菌治疗巾、无菌注射器及针头、棉签、皮肤消毒剂、砂轮、启瓶器、小枕及垫巾、止血带、胶布、瓶套、手表、输液卡、一次性无菌输液器及头皮针、留置针、肝素帽、透明贴膜、笔、盛污物容器，必要时备夹板及绷带

↓

备药
- 加药，插输液管

护士：请问您叫什么名字？××床××，您好！根据医嘱，我要为您输液，请问您现在需要上洗手间吗？我先帮您准备液体。为减少因反复穿刺而造成的血管损伤，我现在给您使用留置针，请您配合。

↓

选静脉、消毒
- 核对床号、姓名，协助病人取合适体位
- 解释药物作用，排气，选择粗直、血流量丰富的静脉，避开静脉瓣和关节
- 消毒皮肤：垫小枕及垫巾，扎止血带
- 消毒皮肤范围：8cm × 8cm

护士：您这样躺着舒服吗？请您把手伸出来，让我看一下您的血管好么？这条血管比较直，弹性也好，就打这根吧……我现在给您消毒。

↓

选择留置针
- 根据病情及血管选择型号

↓

连接、排气
- 头皮针接输液管，打开留置针包装，取出肝素帽
- 连接留置针，将头皮针插入肝素帽内并排气

↓

查对、进针
- 进针前查对，松动套管
- 进　针：左手绷紧皮肤，右手以拇指和示指夹紧针柄，在消毒范围内1/2或1/3处，以15°~30°角进针，见回血后稍压低角度，再进约2mm，左手按住套管座，右手将针管退出约5mm，持套管座连针带管送入血管中，再用右手持针柄，左手继续前送针管入血管内
- 松开止血带，打开调节器，确定穿刺成功，左手按住套管座，右手将整个针管撤出

护士：您是××床××，对吗？请您握拳。

护士：成功了，××，您配合得很好，请您松拳。

↓

固定、整理体位
- 透明敷贴以穿刺点为中心固定,延长管与穿刺血管呈U形固定,Y接口勿压迫穿刺的血管,注明穿刺时间,撤出小枕、垫巾、止血带

护士：××,我现在用透明敷贴固定好,避免污染进针的地方。

↓

调速
- 按年龄及病情调节速度

护士：××,您这样躺着舒服吗?我现在已经给您输上液体了,在输液过程中,您有什么不舒服或需要,请及时和我们联系,床头铃帮您放枕边,我们也会经常巡视的,输液的滴数是根据您的病情和医嘱调节的,请您不要随便调节,洗澡时避免着水,保持敷料干燥固定。穿脱衣服时,不要用力过猛,以防拉脱留置针,不输液时尽量避免肢体下垂。

↓

查对、签输液卡

↓

交代注意事项
- 输液期间可适当活动,洗澡时注意防水,保持敷料干燥固定
- 穿脱衣服时,不要用力过猛以防拉脱留置针
- 告知病人不输液时,尽量避免肢体下垂姿势,以免由于重力作用造成回流堵塞导管
- 致谢

↓

整理
- 整理床单位,协助病人取舒适体位
- 整理用物、分类处理
- 洗手
- 记录

护士操作后评价：病人输液通畅,无不良反应,用后物品处置符合消毒技术规范。(举手)报告老师,操作完毕。请指导。谢谢!

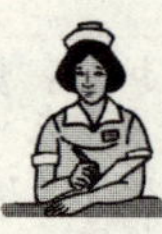

备注

1. 封管液种类：生理盐水或稀释的肝素溶液
2. 肝素液浓度：1ml盐水含10~100U肝素钠,用量2~5ml
3. 正压封管：将肝素稀释液用带针头注射器注入肝素帽内,注入时应边注入边缓慢退出(正压封管)带液拔针
4. 将夹子夹住连管前端约1/3处,以防回血过多

（三十六）婴幼儿静脉留置针操作流程

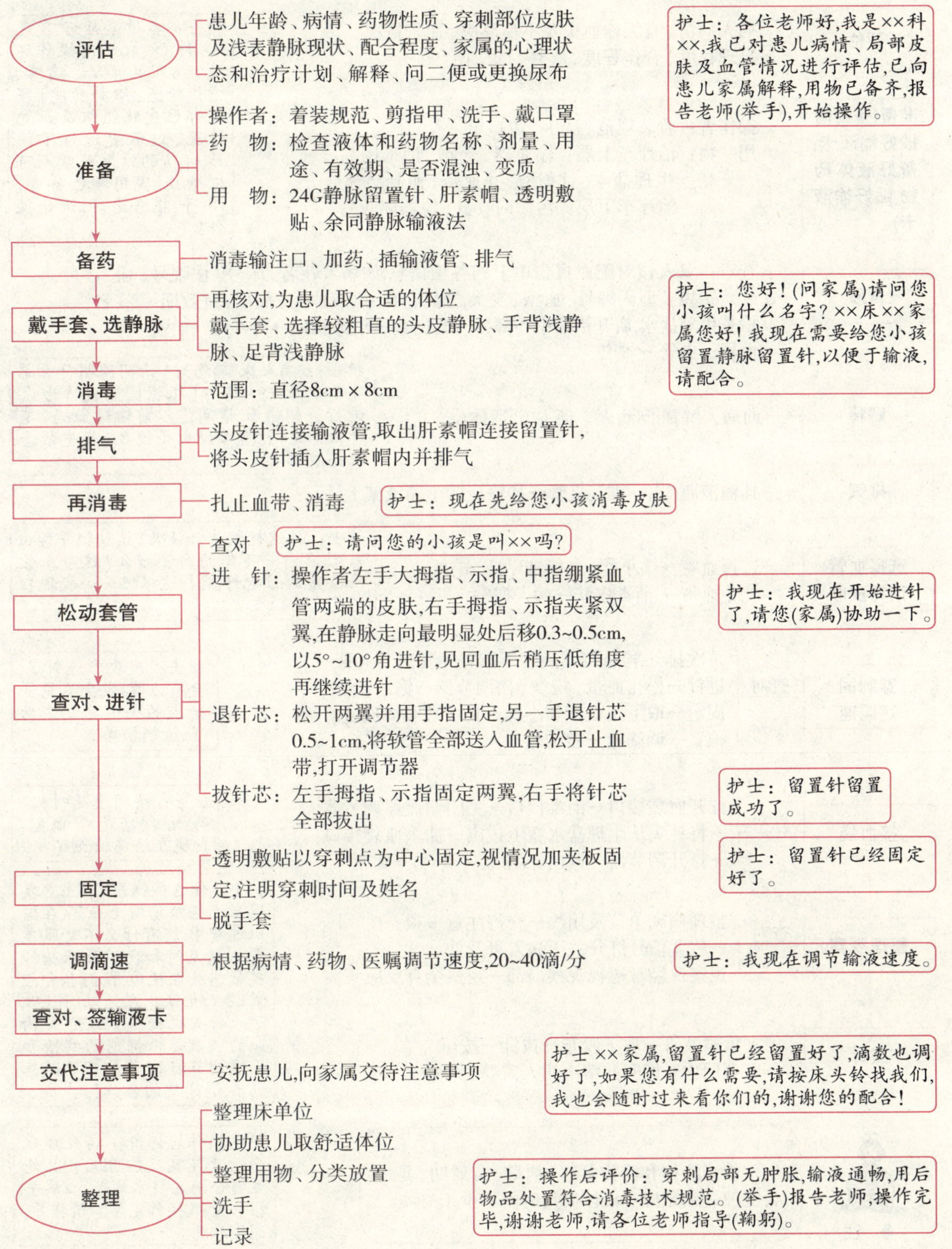

（三十七）密闭式静脉输血操作流程

评估——病人病情、有无输血史及不良反应、血管情况、自理程度、合作程度、解释、问二便

护士：各位老师好，我是××科××，我已对操作环境、病人的年龄、病情、意识状态、心肺功能、穿刺部位皮肤组织及血管情况、过敏史进行了评估，评估的结果是病人可以输血，现用物已备齐。(举手)报告老师，开始操作！

准备(备物时抄好输液卡，备好液体药物，贴好输液卡)
- 操作者：着装规范、洗手、戴口罩
- 用　物：治疗车上层：输血器、药物、消毒用品、生理盐水、注射液、止血带、血制品等
  治疗车下层：污物回收盘、锐器回收盒

备液
- 查对：双人核对配血报告单上的各项信息，如病人姓名、床号、住院号、血袋条型码编号、血型、交叉配血结果、血液种类、剂量、有效期等；签名
- 检查生理盐水，启开铝盖中心部分→套网套→消毒瓶口→再查对→插输血器→夹管→签名

解释——向病人解释，问病人二便，取舒适体位

护士：(病人床前)您好！请问您叫什么名字？××床×××您好！根据医嘱我将为你进行静脉输血，请问您以前输过血吗？有什么不适吗？您要解大小便么？我先帮您准备液体。

排气——挂输液瓶(袋)→排气夹管→挂输液管于输液架上

选择血管消毒皮肤
- 选择血管→垫小枕、备输液贴(胶布)、
- 扎止血带→ 消毒皮肤→病人握拳

护士：你这样躺着舒服吗？请您把手伸出来，让我看一下您的血管好么？这条血管比较直，弹性也好，就打这根吧……我现在给您消毒。

穿刺固定调速——查对——再次排气，检查茂菲滴管下端有无气泡→夹管→进针→松止血带、松拳、松调节器→输液贴(胶布)固定→取下止血带和小枕→将输液肢体放置舒适位置→调滴速→撤物品

护士：我现在进针了，会有点疼，我会尽量轻一点的……穿刺成功了，请您松拳。

接血袋——查对——拧开血袋接口→消毒接口→关闭输血器调节器→将针头从生理盐水瓶上拔出→插入血袋接口→打开调节器→调速→(输血后查对)→调速

护士：请问您是叫××吗？请问您是××血型？我现在给您输血了。

整理观察——查对
- 整理病床单位及用物→交待注意事项→放置信号灯开关于病人可及处
- 观察：经常巡视观察局部→观察全身反应

护士：你这样躺着舒服么？我现在已经给您输上血了，在输血过程中，您有什么不舒服或需要，请及时和我联系，床头铃我帮您放在枕边，我们也会经常巡视的，请您在活动时注意防止针头脱出和管道受压，输血的滴数是根据您的病情和医嘱调节好的，请您不要随意调节，谢谢您的合作！

拔针
- 夹紧输液管→取下胶布→拔针→按压
- 整理用物→询问并解决病人需要、致谢

护士操作后评价：病人输血通畅，无不良反应，用后物品处置符合消毒技术规范。(举手)报告老师，操作完毕。请指导，谢谢！

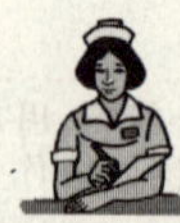

备　注

检查液体和药物名称、剂量、有效期、是否混浊、变质，检查液体质量时间不少于3秒

（三十八）静脉血标本采集操作流程

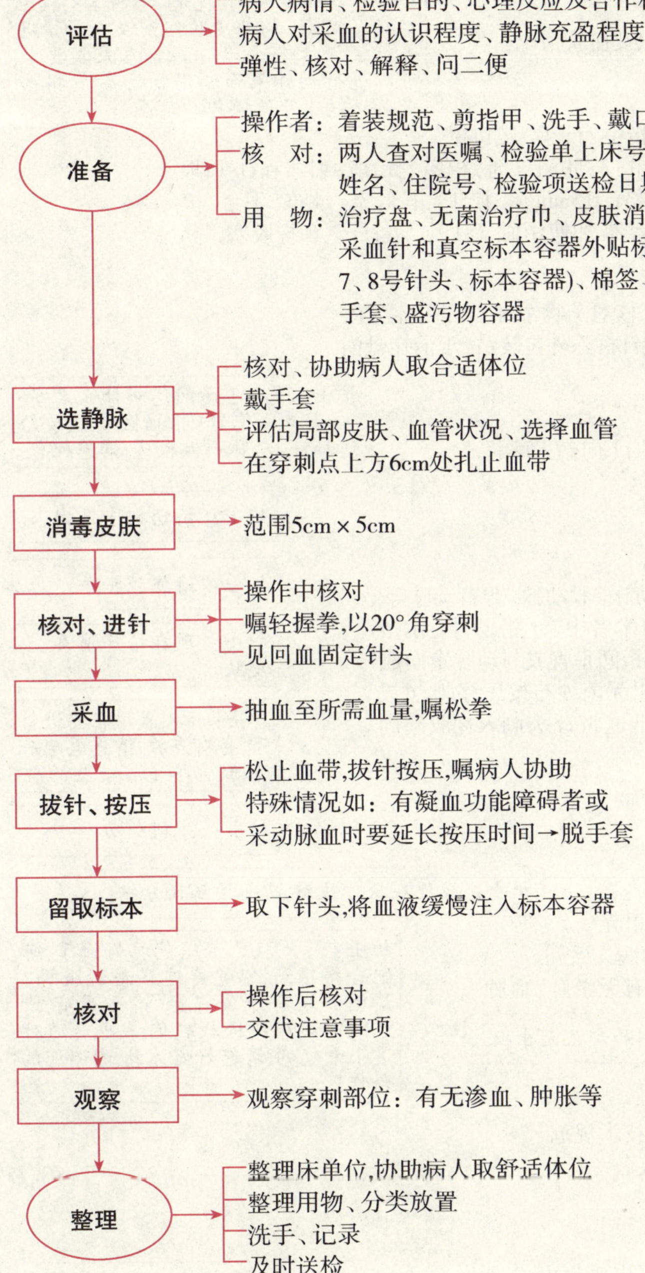

护士：各位老师好,我是××科××,我已对病人病情,局部皮肤组织及血管情况进行了评估,病人没有进食,符合静脉血标本采集要求,可以进行静脉采血,用物已备齐,报告老师(举手),开始操作。

护士：您好！请问您叫什么名字？××床××,您好！根据医嘱,需要给您抽2ml静脉血做检查,请您配合！

护士：请您把手伸出来,我帮您选择血管,请稍抬手。

护士：现在给您扎止血带,有点紧,请您稍微忍耐一下。

护士：现在给您消毒皮肤,有点凉。

护士：请您握紧拳头,我要进针了,会有点痛,请您忍耐一下,我会尽量轻柔一些,减轻您的疼痛。

护士：很好,穿刺成功了,请您松开拳头,感谢您的配合。

护士：请您按压5分钟。

护士：××,我已经给您抽好血了,您配合得很好,您觉得这样睡舒服吗？请问您还有什么需要吗？如果有,请您随时按床头铃找我们,我也会随时过来看您的,请您好好休息,谢谢您的合作！

护士：5分钟过后观察穿刺局部已无出血。

护士操作后评价：穿刺局部无淤血、血肿,用后物品处置符合消毒技术规范。(举手)报告老师,操作完毕,谢谢老师,请各位老师指导。

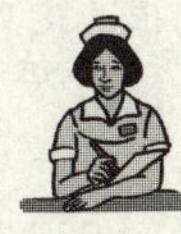

备　注

1. 需空腹采血,应提前通知病人
2. 严禁在输液、输血针头处抽取血标本
3. 如同时抽取不同种类的血标本,应先注入血培养瓶,再注入抗凝管,最后注入干燥试管

（三十九）动脉血标本采集操作流程

护士：各位老师好，我是××科××，我已对病人病情、局部皮肤组织及血管情况进行了评估，符合动脉血标本采集要求，可以进行动脉采血。用物已备齐，报告老师(举手)，开始操作。

评估 → 病人病情，局部皮肤组织及血管情况

准备 →
- 操作者：着装规范、剪指甲、洗手、戴口罩
- 用　物：治疗盘、治疗巾、皮肤消毒剂、棉签、无菌注射器和针头(根据需要选用规格)、0.5ml肝素(125U)、橡胶塞、纱布、手套、检验单、盛污物容器，如使用血气针，则不备肝素和橡胶塞

准备肝素注射器 → 治疗盘上铺无菌治疗巾，核对药物，抽取少量肝素液湿润注射器后排尽(或血气针拆除外包装)，置于治疗盘内

护士：您好！请问您叫什么名字？××床××，您好！根据医嘱，需要给您抽1ml动脉血做检查，请您配合。

病人安全与舒适 → 核对床号、姓名、检验项目，向病人解释，取舒适体位

护士：请您把手伸出来。

护士：请您稍抬手。

护士：现在给您消毒皮肤。

护士：××，我现在要进针了，会有点痛，请您忍耐一下，我会尽量轻一些的。

护士：穿刺成功。

动脉采血 → 常用部位为桡动脉、肱动脉、股动脉、足背动脉等，戴手套，消毒病人皮肤及术者中、示指，以中、示指固定动脉，持注射器在两指间垂直或与动脉走向成40°角进针抽取需要血量，无菌纱布按压穿刺点，拔针，加压止血5~10分钟迅速将针头刺入橡胶塞内

护士：我现在给你拔针，请您按压10分钟。

再次核对 →
- 再次核对，整理用物、床单元
- 协助病人取舒适体位，向病人致谢
- 操作后评估：穿刺局部有无淤血、血肿

护士：10分钟后观察穿刺局部已无出血。

护士：××，我已经给您抽好血了，您配合得很好，您觉得这样睡舒服吗？请问您还有什么需要吗？如果有，请您随时按床头铃找我们，我也会随时过来看您的，请您好好休息，谢谢您的合作！

整理 →
- 用后物品处置符合消毒技术规范
- 脱手套、洗手后记录、签名

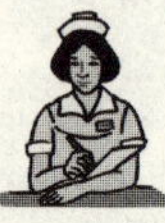

注　意

1. 严格无菌操作，预防感染
2. 穿刺部位应压迫止血至不出血为止
3. 若饮热水、洗澡、运动，需休息30分钟后再采血，避免影响结果
4. 做血气分析时注射器内勿有空气
5. 有出血倾向者慎用
6. 标本及时送检

护士操作后评价：穿刺局部无淤血、血肿，用后物品处置符合消毒技术规范，(举手)报告老师，操作完毕，谢谢老师，请各位老师指导(鞠躬)。

（四十）血培养标本采集操作流程

评估
- 病人的病情、用药(抗菌药物)情况、检验目的、心理反应、合作程度、对采血的认识程度、局部皮肤情况、血管管壁弹性、核对、解释、问二便

护士：各位老师好,我是××科××。我已对病人病情、局部皮肤组织及血管情况进行了评估,病人没有进食,符合血培养标本采集要求,可以进行采血,用物已备齐,报告老师(举手),开始操作。

↓

准备
- 操作者：着装规范、剪指甲、洗手、戴口罩
- 核　对：两人查对医嘱、检验单
- 用　物：治疗盘、无菌治疗巾、皮肤消毒剂、手套、一次性采血针和血培养瓶(培养基与血液之比10：1为宜)外贴标签棉签、止血带、垫巾、盛污物容器

↓

选血管、消毒皮肤
- 核对、协助病人取合适体位、戴手套
- 在穿刺点上方6cm处扎止血带
- 消毒范围5cm×5cm

护士：您好!请问您叫什么名字?××床××您好!根据医嘱,需要给您抽5ml静脉血做检查,请您配合。

护士：请您把手伸出来,我帮您选择血管,请稍抬手。

↓

核对、进针采血
- 操作中核对,嘱轻握拳,以20°角穿刺、见回血固定针头
- 抽血至所需血量,嘱松拳

护士：很好,穿刺成功了,请您松开拳头,感谢您的配合。

↓

拔针、按压留取标本
- 松止血带,拔针按压,嘱病人配合
- 特殊情况如:有凝血功能障碍者或采动脉血时要延长按压时间
- 脱手套
- 去除培养基的铝盖中心部分,用2%碘酒、70%乙醇溶液消毒,更换针头后,将血液注入瓶内,轻轻摇匀

护士：请您按压5分钟。

↓

核对观察
- 再次核对,整理用物、床单元
- 协助病人取舒适体位,向病人致谢
- 操作后评估:穿刺局部有无淤血、血肿

护士：××,我已经给您抽好血了,您配合得很好,您觉得这样睡舒服吗?请问您还有什么需要吗?如果有,请您随时按床头铃找我们,我也会随时过来看您的,请您好好休息,谢谢您的合作!

↓

整理
- 用后物品处置符合消毒技术规范
- 洗手后记录、及时送检

护士操作后评价：穿刺局部无淤血、血肿,用后物品处置符合消毒技术规范,(举手)报告老师,操作完毕,谢谢老师,请各位老师指导。

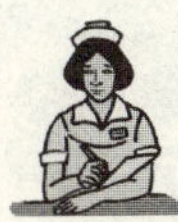

备　注

1. 血液标本采集后应立即送检,不能及时送检者应置室温暂存,勿放冰箱
2. 严禁在输液、输血针头处抽取血标本
3. 采血部位通常为肘静脉,疑为细菌性心内膜炎时以肘动脉或股动脉采血为宜,切忌在静滴抗菌药物的静脉处采血

(四十一) 尿标本采集法操作流程(尿常规)

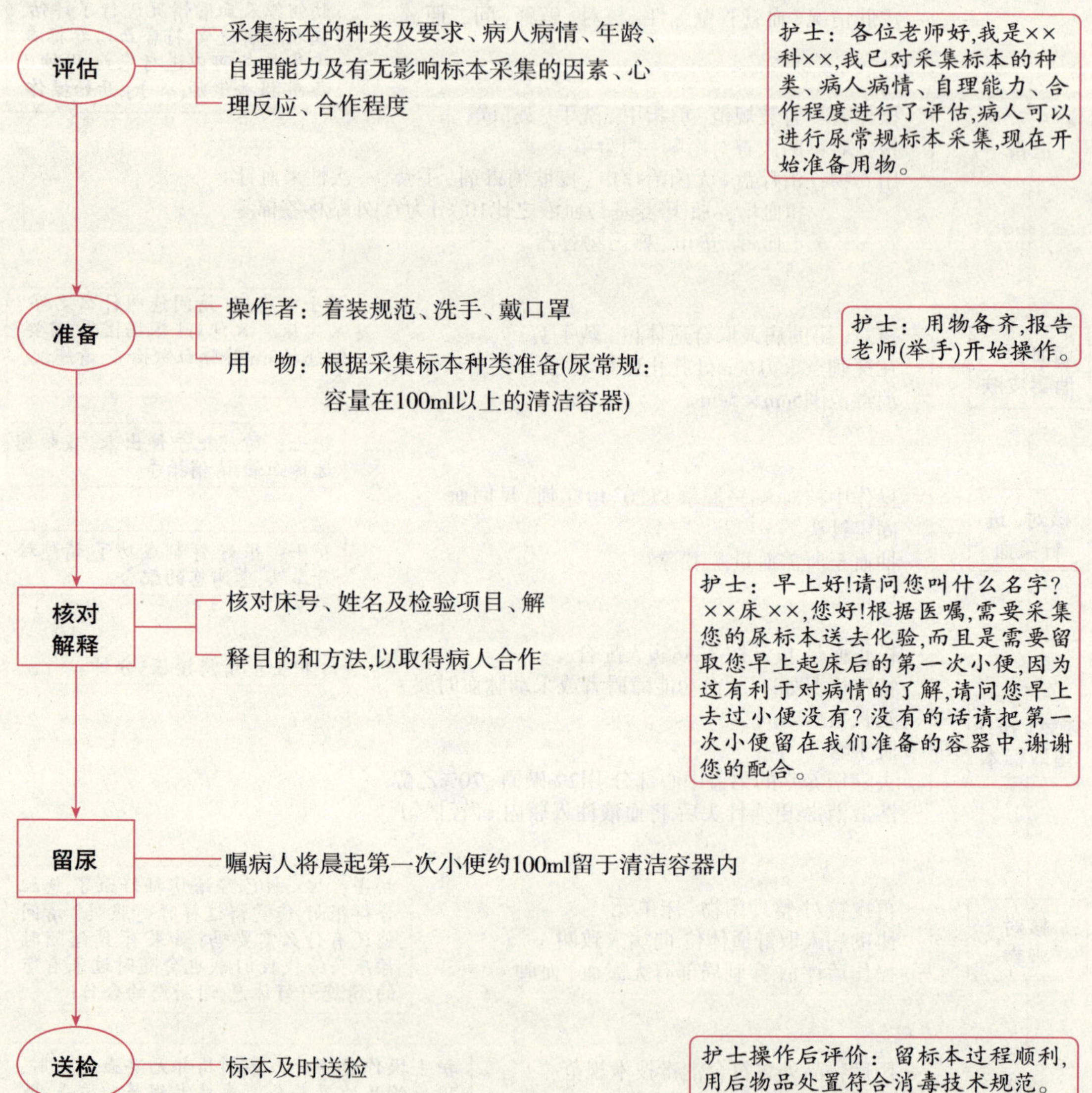

（四十二）痰标本采集法操作流程

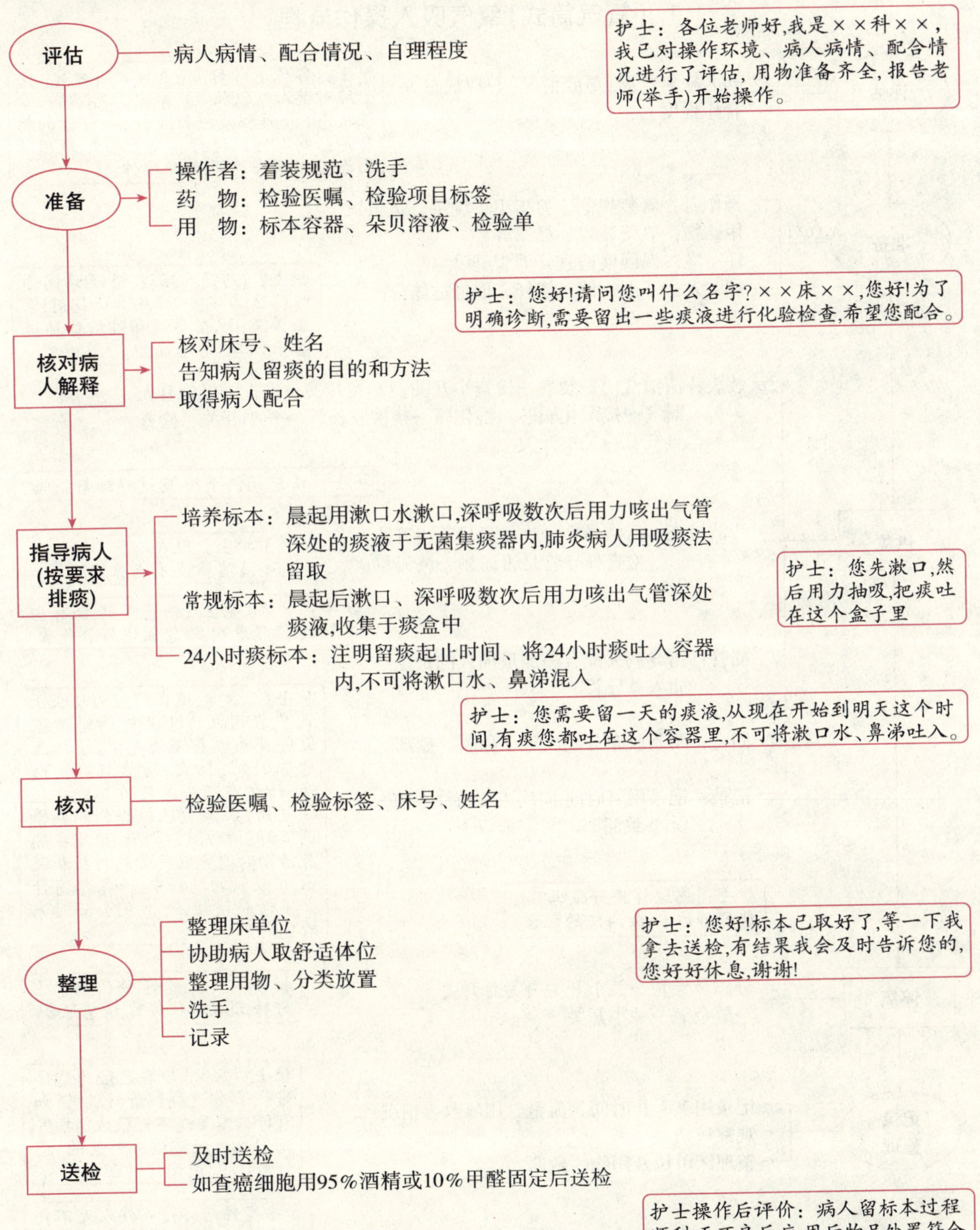

（四十三）氧气吸入法

1.（氧气筒式）氧气吸入操作流程

评估

病人缺氧状况、鼻腔情况、心理状态、合作程度

护士：各位老师好，我是××科××，我已经对病人缺氧状况、鼻腔情况、病人心理状态、合作程度进行了评估，评估的结果是：病人可以进行鼻导管给氧，现用物已备齐。报告老师，开始操作。

准备（查对）

操作者：着装规范、剪指甲、洗手、戴口罩

用　物：氧气装置、鼻塞等

环　境：温湿度适宜、严禁烟火

病　人：了解病情、解释、取舒适体位

护士：（到病人床边）您好！请问你叫什么名字？××床××您好！根据医嘱，现在要经鼻腔给你插根管子吸氧，请您配合。

供氧

装表：清洁气门→装表→检查小开关→开大开关→检查衔接处有无漏气→接湿化瓶芯、湿化瓶→接橡胶长管→开小开关、检查氧气管→关小开关

护士：请您稍侧下头，您这样睡舒服吗？

清洁检查：清洁鼻孔→连接鼻导管→开小开关→检查鼻导管是否通畅→调流量

护士：现在给您清洁鼻腔，有点凉。

护士：××，现在我给您吸氧，会有些不舒服，请稍忍耐，给您固定好氧气管。

插管：指导病人配合→测量插入的长度→插入鼻导管

固定：两条胶布分别固定于鼻翼、颊部

记录：记录用氧时间，向病人交待注意事项，并致谢

护士：××，现在已经为您吸上氧了，在用氧的过程中，请您注意，氧气是易燃易爆的气体，请您注意“四防”：防火、防热、防震、防油，请勿在病房内吸烟，不能碰撞氧气筒，氧流量已根据您的病情调节好，请勿随意调节，请您在翻身活动时避免氧气管的打折和脱出，在吸氧的过程中，如果您有什么不舒服请按铃，我们会随时来看您的。

护士：您这样睡舒服吗？您好好休息，谢谢您的配合。

停氧

分离鼻导管→关小开关→关总开关→放余氧→关小开关

护士：××，您好！您的病情已好转，现在给您停氧，请您配合。

记录整理

记录用氧起止时间、流量、用氧改善情况观察病情

整理床单位及用物、致谢

护士：××，现在已经为您停好氧了，您这样躺着舒服吗？如有什么需要或不舒服请您按铃，我们也会经常过来看您的，您好好休息，谢谢您的配合！

护士操作后评价：病人无不良反应。用后物品处理符合消毒技术规范。报告老师（举手），操作完毕，请指导，谢谢！

2. 中心供氧氧气吸入操作流程

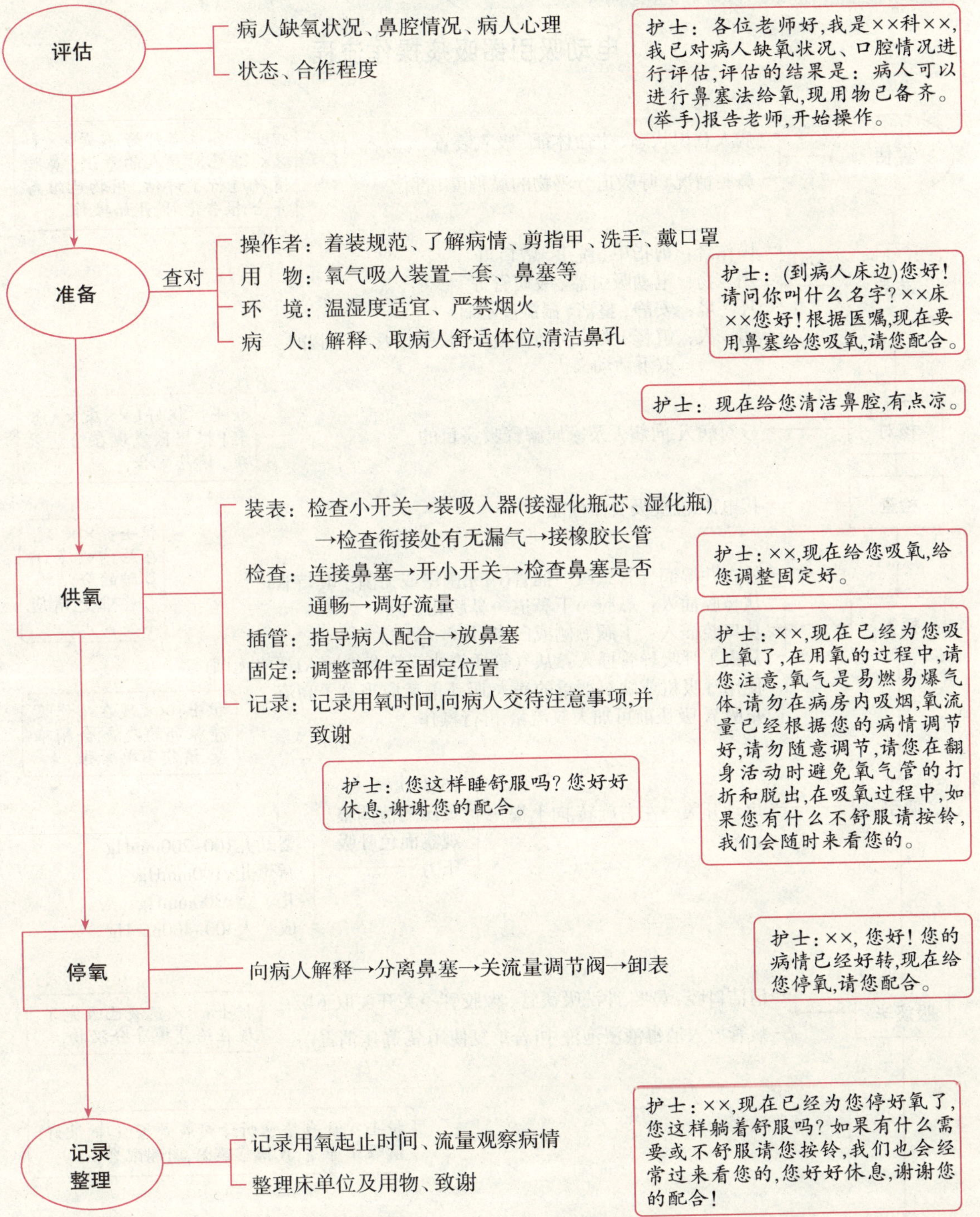

（四十四）吸 痰 法

1. 电动吸引器吸痰操作流程

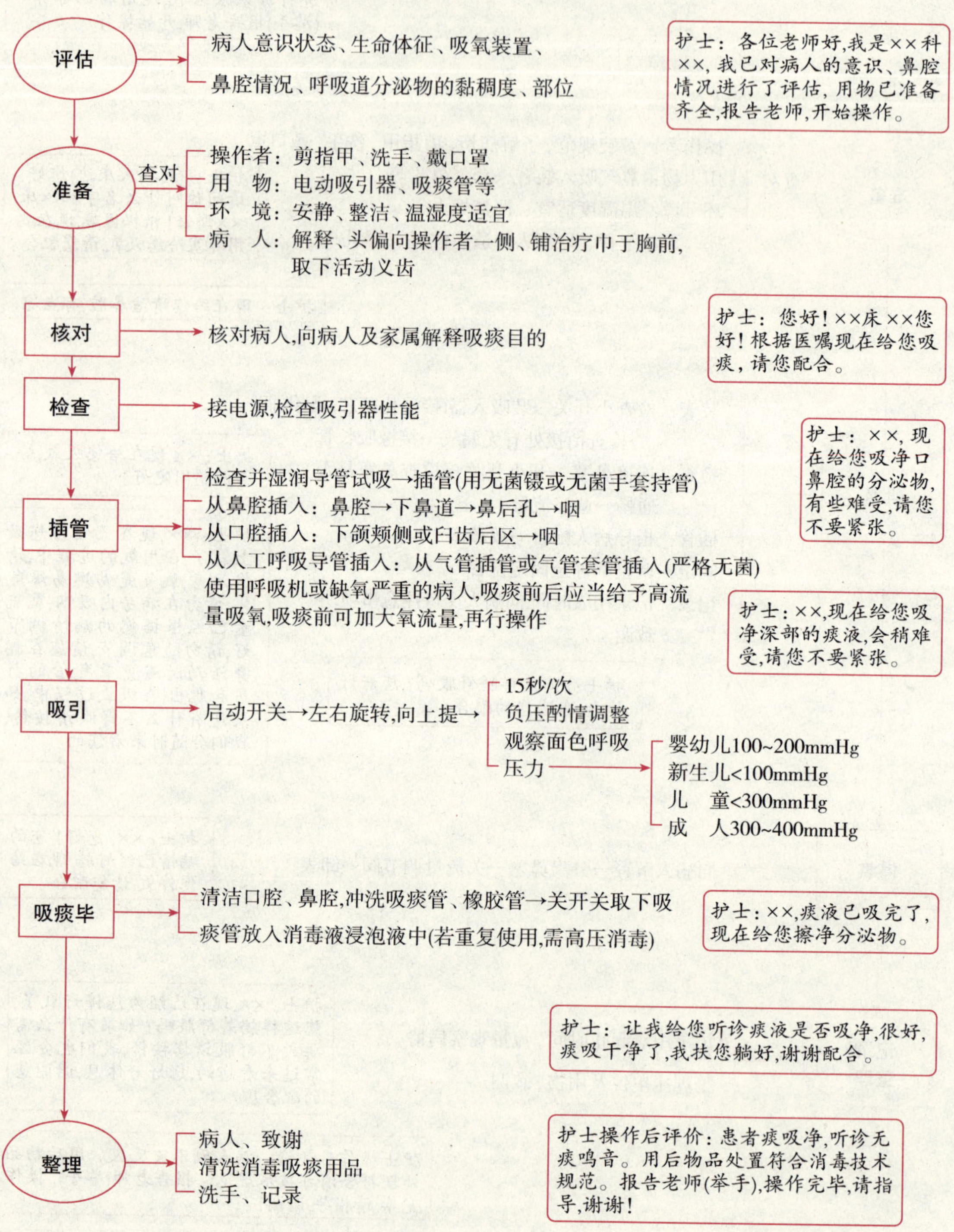

2. 中心负压吸痰操作流程

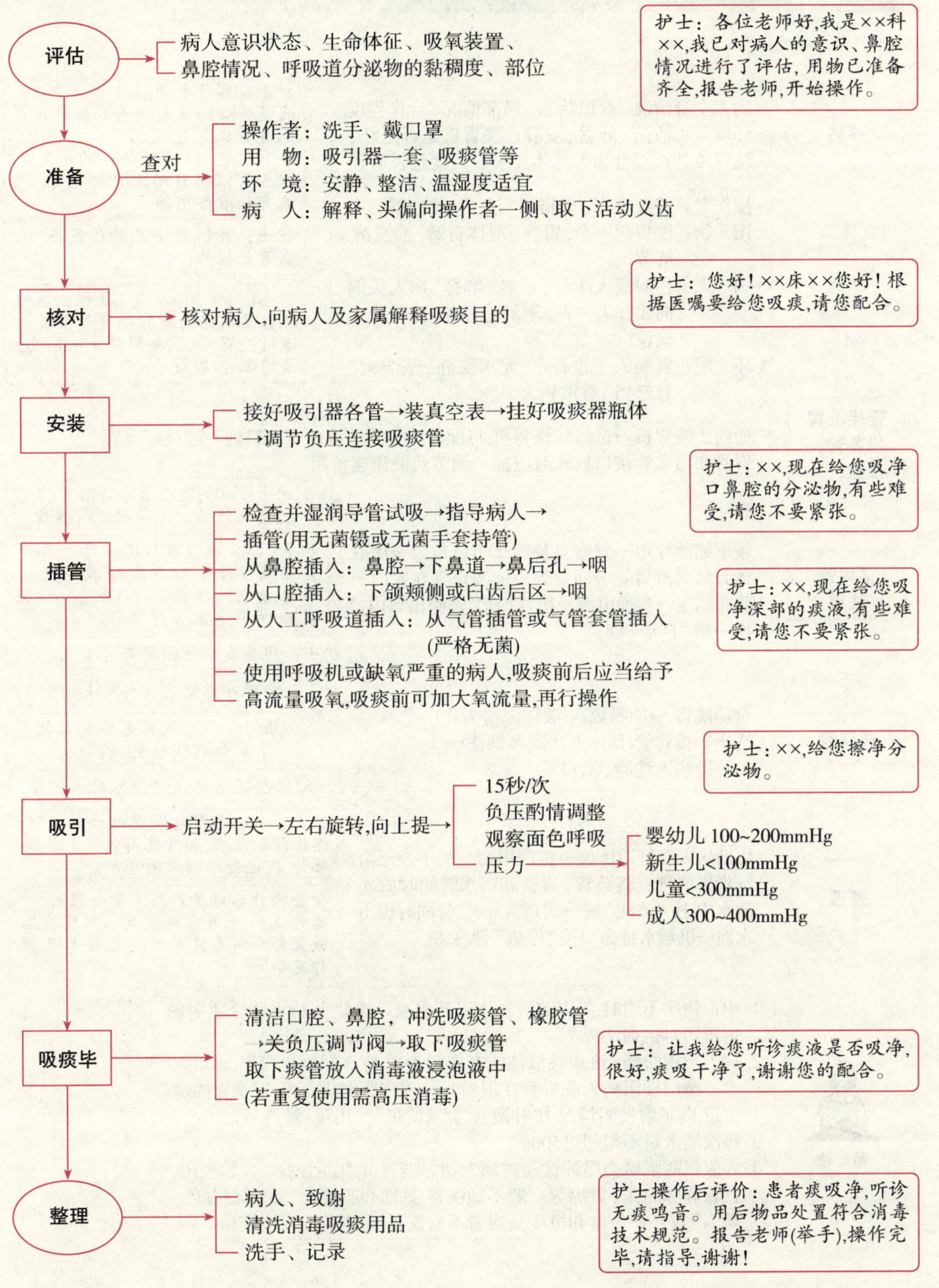

（四十五）自动洗胃机洗胃法操作流程

评估

病人全身情况、意识状态、局部情况、合作程度，环境是否清洁、舒适、安静；洗胃机是否完好、洗胃液是否符合病人具体要求、温度是否适宜

护士：各位老师(上午或下午)好，我是××科××，我进行的操作是自动洗胃机洗胃，我已对病人病情、洗胃机进行评估，评估的结果是病人可以用自动洗胃机洗胃，现在开始准备用物。

准备

操作者：着装整齐、剪指甲、洗手、戴口罩

用　物：洗胃包一个，胃管、液体石蜡、灌洗溶液等

病　人：核对病人床号、姓名、解释、病人头偏向操作者一侧，取舒适体位（坐位或半坐位）

环　境：置病人于抢救室，要求安静、整洁、注意遮挡、尊重病人

护士：各位老师，用物已备齐，现在开始操作。

护士：××床××您好！根据医嘱现在要从您的鼻腔插胃管至胃内进行洗胃，我需要将您床头摇高，请您配合(掀被子)。

连接洗胃机各管、试运行

加药于洗胃机→试运转洗胃机，将配好的胃灌洗液放入塑料桶→连接好药管、胃管和污水管接口放入对应桶→调节药液流速备用

护士：××，现在给您清洁鼻腔，我要从你的右侧鼻腔进行操作。

插胃管洗胃

颌下铺治疗巾→置弯盘及纱布于口角旁→用液体石蜡润滑胃管→插胃管→证实胃管在胃内→胶布固定→接通电源→按“手吸”键吸出胃内容物→按“自动”键

护士：××，我现在按医嘱要给您插胃管，有些难受，请您忍耐，我会轻一些的，请您做吞咽的动作配合……好了，成功了，您配合得很好。

护士：现在我给您固定好胃管。

护士：您现在感觉怎么样？好些了吗？

拔胃管

自动洗胃→冲吸数次(液体澄清为止)

洗毕→拔胃管(具体方法同鼻饲法)

→协助病人洗脸、漱口

护士：××，洗胃完毕，给您拔除胃管，会有些难受，请您配合。

护士：××，现在帮您漱口，请将水吐入碗中。

整理

协助病人取舒适体位→整理用物→洗手→记录

洗胃机清理：将药管、胃管和污水管同时放入清水中，按“清洗”键→清理完毕，三管同时提出水面→机器水排净→按“停机”键，关机

护士：××，洗胃完毕，您配合得很好，谢谢您的配合，如果您有什么需要请按铃，我也会随时来看您的。

护士操作后评价：病人配合很好，操作正确，无并发症发生。用后物品放置符合消毒技术规范，报告老师，操作完毕。

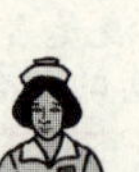

备　注

1. 中毒物质不明时，洗胃溶液暂用温开水或等渗盐水，待毒物性质明确后再用对抗剂洗胃
2. 病人出现腹痛、流血性液体或有虚脱表现，应立即停止操作，通知医生。幽门梗阻病人洗胃宜在饭后4~6h或空腹时进行，需记录胃内潴留量，以了解梗阻情况，供补液参考(潴留量=洗出量−灌洗量)
3. 每次灌入量不得超过500ml
4. 吞服强酸强碱类腐蚀性药物病人切忌洗胃，消化道溃疡、食管梗阻、食管静脉曲张、胃癌等一般不做洗胃；急性心肌梗死、重症心力衰竭、严重心律失常和极度衰竭者不宜洗胃；昏迷者洗胃应谨慎

（四十六）心肺复苏

1. 传统心肺复苏操作流程（单人）

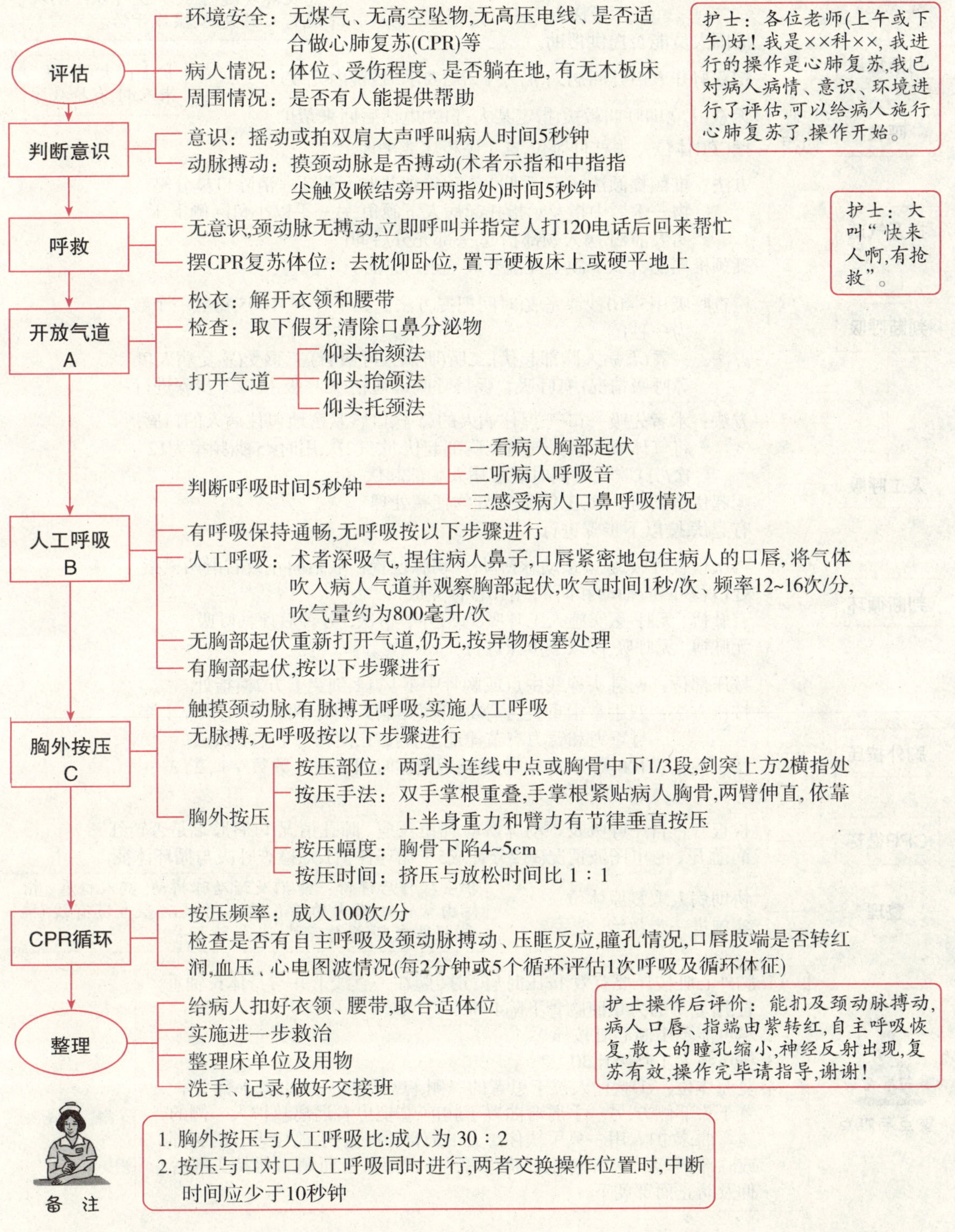

备注

1. 胸外按压与人工呼吸比:成人为 30：2
2. 按压与口对口人工呼吸同时进行,两者交换操作位置时,中断时间应少于10秒钟

2. 单人心肺复苏操作流程(2005 国际法)

评估
- 一看
  - 环境安全：无煤气、无高空坠物,无高压电线、是否适合做CPR等
  - 病人情况：体位、受伤程度、是否躺在地面上或木板床上
  - 周围人员能否提供帮助

> 护士：各位老师(上午或下午)好！我是××科××,我进行的操作是心肺复苏,我已对病人病情、意识状态及环境进行了评估,可以给病人施行心肺复苏,操作开始。

↓

判断意识
- 二唤
  - 拍双肩并大声呼叫病人,掐人中2次(要求5秒钟内完成)

> 护士：大叫"快来人啊,有抢救"。

↓

呼救
- 三呼
  - 无意识,立即呼叫救援,指定某人打120电话后回来帮忙
- 四摆
  - 摆CPR体位：去枕仰卧位,置于硬板床或平地上

↓

打开气道
- 方法：推额提颌法,头部后仰90°角(检查并取下假牙—清除口鼻分泌物—术者中指及示指托起病人下颌角,另一手以小鱼际侧下压病人前额,病人颈部抬起,头部充分后仰)
- 疑颈椎损伤，双下颌上提法开放气道

↓

判断呼吸
- 检查呼吸用5~10秒钟完成(时间把握方法：数字1001~1005,每数一个数为一秒)
- 方法：一看(看病人胸部起伏);二听(听病人呼吸音);三感受(感受病人口鼻呼吸情况),有呼吸，保持呼吸道通畅;无呼吸,按以下步骤进行

↓

人工呼吸
- 方法：术者先吸一口气,捏住病人的鼻子,口唇紧密地包住病人的口唇,将气体吹入病人气道至胸部起伏,吹气2次,用时<5秒(频率为12次/分),吹气时同时观察病人胸部起伏
- 无起伏重新打开气道,仍无,按异物梗塞处理
- 有起伏,按以下步骤进行

↓

判断循环
- 再次检查呼吸,触摸颈动脉搏动(颈动脉位置：喉结向左或右滑两横指处),观察四肢抽动和面色,用10秒钟完成
- 有脉搏、无呼吸,实施人工呼吸,每5秒吹气1次,1分钟后评估呼吸
- 无脉搏、无呼吸,按以下步骤进行

↓

胸外按压
- 按压部位：两乳头连线中点或胸骨中下⅓段,剑突上方2横指处
- 按压方法：双手掌根重叠,手掌根部紧贴病人胸骨,两臂伸直,依靠上半身重力和臂力有节律地垂直按压,使胸骨下陷4~5cm
- 按压频率：100次/分;18秒完成30次(把握时间方法：数数字1、2、3…11、12…30)

↓

CPR循环
- 检查有否自主呼吸及颈动脉搏动,压眶反应、瞳孔情况,口唇肢端是否转红润,血压、心电图波情况(每2分钟或5个循环评估1次;检查呼吸与循环体征)

↓

整理
- 协助病人取复原体位
- 实施进一步救治、洗手

> 护士操作后评价：能扪及颈动脉搏动,病人口唇、指端由紫转红,散大的瞳孔缩小,呼吸改善,复苏有效,(举手)报告老师,操作完毕,谢谢,请指导。

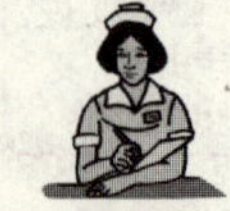

重点与难点

1. 胸外心脏按压要有效,按压时肩、肘、腕在一直线上并与身体长轴垂直,用上身的力量使胸骨下陷4~5cm
2. 尽可能不中断心脏按压
3. 按压与人工呼吸比30：2
4. 复原体位：①救护人位于患者的一侧,将靠近自身的患者手臂上举置于头部侧方,另一手肘弯曲置于胸前;②把患者远离救护人一侧的腿弯曲,救护人用一只手扶住患者的肩部,另一只手抓住患者的胯部或膝部,轻轻将患者侧卧;③将患者上方的手置于面颊,以维持头部后仰及防止面部朝下

3. 双人成人心肺复苏操作流程

评估
- 环境安全：无煤气泄漏、无高空坠物、无高压电线等,(甲、乙)同时在现场,是否适合做CPR
- 病人情况：体位、受伤程度、是否躺在地面上或木板床上

护士：各位老师(上午或下午)好！我是××科××,我进行的操作是双人成人CPR,我已对环境情况等进行了评估,可以对病人施行心肺复苏,现在开始操作。

判断意识
- 呼吸,轻拍病人双肩(甲：人工呼吸操作者)

呼救
- 无意识,甲立即叫乙打120电话后回来帮忙
- 摆CPR体位(甲)

打开气道
- 方法：推额提颌法开放气道(甲)
- 疑颈椎损伤,双下颌上提法开放气道

判断呼吸
- 视、听、觉,通过对病人口鼻的感觉及胸腹起伏的观察判断呼吸10秒(甲)
- 有呼吸,保持呼吸道通畅
- 无呼吸,按以下步骤

人工呼吸
- 以频率12次/分口对口人工呼吸吹气两次,观察胸部起伏(甲)
- 胸部无起伏重新打开气道,仍无,按异物梗塞处理
- 胸部有起伏,按以下步骤

判断循环
- 触摸颈动脉10秒,第6秒开始抬头观察有无咳嗽，有无身体活动(甲)
- 有脉搏,实施人工呼吸,每5秒吹气1次,1分钟后评估呼吸
- 无脉搏,按以下步骤

胸外按压
- 按压部位：胸骨中下1/3段,剑突上方2横指处或两乳头连线中点
- 按压方法：双手掌根重叠，双臂垂直按压胸骨
- 按压深度：4~5cm
- 按压频率：100次/分

继续CPR循环
- 乙(胸外按压者)在胸部定位行胸外按压与甲吹气30∶2反复进行,完成4个周期后重新评估呼吸循环体征
- 需换位时,乙发口令,数数换位,甲听到乙的口令后吹2口气,到胸部定位准备行胸外按压,乙到头部检查颈动脉10秒,如无脉搏说“无搏动,请继续”
- 甲胸外按压与乙吹气30∶2反复进行CPR
- 有脉搏,则继续以下操作

整理
- 协助病人取复原体位
- 实施进一步救治

护士操作后评价：能扪及颈动脉搏动,病人口唇、指端由紫转红,散大的瞳孔缩小,呼吸改善,复苏,有效,(举手)报告老师,操作完毕,谢谢,请指导。

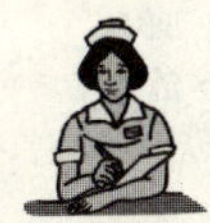

重点与难点

1. 评估CPR有效指征：
   自主呼吸恢复、颈动脉有搏动、瞳孔由大变小、口唇及甲床转红润
2. 如现场甲做单人CPR过程中,乙来帮忙,乙对甲说：“我懂心肺复苏,我来帮你。”甲说“好”。甲做2次人工呼吸后检查颈动脉10秒,乙到胸部行胸外按压,其余同上
3. 气量：成人：700~1100ml
4. 复原体位：同单人成人CPR

（四十七）简易呼吸器操作流程

评估

1. 是否有使用简易呼吸器的指征和适应证，如急性呼吸衰竭时出现呼吸停止或呼吸微弱经积极治疗后无改善，肺通气量明显不足者；慢性重症呼吸衰竭，经各种治疗无改善或有肺性脑病者；呼吸机使用前或停用呼吸机时
2. 评估有无使用简易呼吸器的禁忌证，如中等以上活动性咯血、心肌梗死、大量胸腔积液等

护士：各位老师(上午或下午)好！我是××科××，我进行的操作是简易呼吸器的操作，我已对患者的基本情况进行评估，无禁忌证，可以使用简易呼吸器，用物已备齐，现在开始操作。

通知医生

开放气道，清理呼吸道分泌物

开放气道：清除上呼吸道分泌物和呕吐物，若气管插管或气管切开病人使用简易呼吸器前，应先将痰液吸净

站病人床头或左侧

松解病人衣领等，操作者站于病人床头或左侧，使病人头后仰

连接面罩、氧气囊、氧气

连接面罩、呼吸囊及氧气，调节氧流量8~10L/min(供氧浓度为40%~60%)使储气袋充盈

面罩罩住病人口鼻

将面罩罩住病人口鼻，按紧不漏气。托起下颌用左手拇指和示指紧紧按住面罩，其余三指将下颌托起(EC手法)

双手挤压呼吸囊

挤压呼吸囊，方法：右手捏住呼吸囊中间的部分，用力均匀挤压呼吸囊，待呼吸囊重新膨起后，开始下一次挤压，应尽量在病人吸气时挤压呼吸囊

观察及评估病人、记录

密切观察病人对呼吸器的适应性，胸廓起伏、皮肤颜色、听诊呼吸音、生命体征、氧饱和度读数、记录

护士操作后评价：患者已恢复自主呼吸，皮肤转为红润，生命体征平稳，氧饱和度正常，用后物品处置符合消毒技术规范。(举手)报告老师，操作完毕，请指导，谢谢！

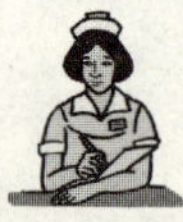

备注

1. 使用时注意潮气量、呼吸频率、呼吸比等
2. 一般潮气量8~12ml/kg(通常成人为400~600ml的潮气量就足以使胸壁抬起)，呼吸频率成人为16~20次/分，吸呼比成人一般为1：(1.5~2)；慢阻肺、呼吸窘迫综合征患者频率为12~14次/分，吸呼比为1：2，潮气量略少
3. 挤压呼吸囊时，压力不可过大，约挤压呼吸囊的1/3~1/2为宜
4. 呼吸器使用后，呼吸活瓣、接头、面罩拆开，用肥皂水擦洗，清水冲净，再用500mg/L有效含氯消毒液中浸泡30分钟，凉水冲净、晾干、装配好备用

（四十八）尸体护理操作流程

评估
- 病人有无传染病、伤口及管道、有无特殊宗教信仰、民族习惯等

> 护士：各位老师(上午或下午)好,我是××科××,我进行的操作是尸体护理,我已对死者有无传染病、伤口及管道、有无特殊宗教信仰、民族习惯等进行了评估,病人可以进行尸体护理。现在开始准备用物。

↓

准备
- 操作者：着装规范、洗手、穿隔离衣、戴手套
- 核对死亡诊断书：确认死亡;双人清点遗物
- 用　物：擦洗用具、尸单、尸体识别卡3张、棉球适量、血管钳、剪刀、绷带、松节油等,有伤口者需备换药敷料
- 环　境：劝家属离开、围帘或屏风遮挡
- 尸　体：放平、仰卧、垫枕

> 护士：各位老师,我已着装整齐、洗手。用物已备齐。(举手)报告老师,开始操作。

↓

填写尸体识别卡

↓

尸体护理
- 撤除被芯及所有管道→脱衣裤→擦净尸体
- 填塞孔道：血管钳夹棉球堵塞：口腔、鼻腔、耳、肛门、阴道→缝合伤口、合眼、装上假牙、托下颌
- 穿上衣裤→为死者梳理头发→在死者腕部系一尸体识别卡→撤去大单
- 将尸单斜放于床或平车,以尸单整齐地包好,放尸体识别卡于胸前

↓

包尸单
- 通知担架组

↓

送太平间
- 向家属解释

↓

床单位终末消毒
- 整理用物
- 床单位消毒

↓

整理
- 洗手
- 完成记录
- 整理病历

> 护士操作后评价：死者容貌端祥,姿势很好,清洁无臭,无渗液,易于辨认,用后物品处置符合消毒技术规范。(举手)报告老师,操作完毕,请指导,谢谢!

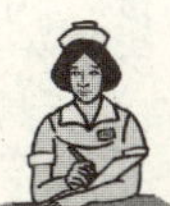

备　注

1. 在体温单40~42℃之间用红笔纵写死亡时间
2. 停止一切药物、治疗及饮食等,按出院程序办理死亡结账
3. 有关医疗文件及床单位处理方法同出院病人
4. 如死者为传染病病人,应按传染病病人终末消毒处理

二、常见专科护理技术

（一）腰椎穿刺术配合流程

护士：各位老师好，我是××科××，我已对操作环境、病人病情、年龄、意识、药物过敏史、穿刺部位皮肤情况进行评估，用物已备齐。经评估，病人可以进行腰椎穿刺术。报告老师，开始操作。

评估
- 病人病情、药物过敏史、治疗计划、
- 穿刺点情况、病人合作程度、解释

护士：（病人床前）您好，请问您叫什么名字？××床的×××您好！根据您的病情需要马上做腰椎穿刺术，以便了解脑脊液情况，更好协助诊断和治疗，请您配合一下，好吗？请问您要小便吗？

准备
- 操作者：着装规范，剪指甲，洗手，戴口罩
- 用　物：腰椎穿刺包、无菌手套、无菌试管及培养管、2%普鲁卡因（或2%利多卡因）、测压表、注射器（5ml）、棉签、砂轮、安尔碘、胶布
- 环　境：安全、室温适宜、符合无菌操作环境
- 病　人：核对病人，排空小便，静卧15~30分钟，去枕侧卧位、背部齐床沿、低头、两手抱膝、腰部尽量后凸

护士：×××，现在开始准备，请您不垫枕头，侧卧位，背部尽量靠床沿，低头，两手抱膝似虾米状。

护士：对了，就是这样，有点不舒服，请忍耐一下。现在开始消毒了，请不要动，有何不舒服，请告诉我们。

术中配合
- 核对床号、姓名
- 协助医生消毒、定位、铺巾、局麻
- 协助医生穿刺，器械物品的传递，接测压表测定脑脊液压力、留取脑脊液标本
- 操作过程中注意观察病情，如意识、瞳孔、生命体征等
- 整理用物，如清醒病人交代注意事项

护士：×××，医生开始打麻醉针，进行穿刺了，可能有些不舒服，请忍耐一下，……穿刺成功了。现在医生正为您做测压试验和留取标本，请您尽量不动。

术后护理
- 穿刺眼用安尔碘消毒、盖无菌纱布、胶布固定
- 观察：密切观察生命体征、意识、瞳孔的变化

整理
- 协助病人取舒适体位
- 整理床单位、交待注意事项
- 清理用物，致谢
- 洗手、记录

护士：好了，穿刺已结束，我们已用无菌纱布盖好穿刺部位，请您去枕平卧6小时，最好24小时内卧床休息，多饮水，如有头痛、恶心、眩晕等，请及时与我们联系，我帮您盖好被子，床头铃已放您枕边，我也会常来看您，您配合得很好，谢谢您！请您好好休息！

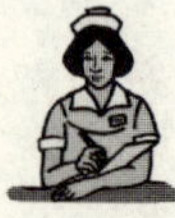

备　注

1. 目的：检查脑脊液的性质及颅内压力、或鞘内注射药物和了解蛛网膜下腔是否阻塞等
2. 严格无菌操作
3. 术后去枕平卧6小时，24小时内尽量不要下床活动

护士操作后评估：沟通有效，病人能配合操作；术中生命体征正常；术后病人体位舒适、安全、无异常反应。报告老师，操作完毕。

（二）骨髓穿刺术配合流程

护士：各位老师好，我是××科××，我已对病人病情、过敏史、心理状态进行了评估，病人可以进行骨髓穿刺术，现在开始准备用物。

评估
- 病人病情、过敏史、合作程度、
- 心理状况、解释、问二便

护士：现在用物已备齐，报告老师，开始操作。

护士：您好，请问您叫什么名字？××床的×××您好！根据医嘱我们将为您作一个骨髓穿刺，抽取骨髓标本做检查，请问您要去洗手间吗？

准备
- 操作者：着装规范、剪指甲、洗手、戴口罩
- 用　物：骨穿包、消毒用物、砂轮、麻醉药、敷贴、无菌手套、按医嘱准备试管、遵医嘱备局麻药
- 环　境：安全、清洁、室温适宜、符合无菌操作环境
- 病　人：①髂前上棘穿刺时，取仰卧位；②胸骨穿刺时，协助病人取仰卧位，并用枕头垫于病人背后，促使胸骨稍突出；③髂后上棘穿刺时，协助病人取侧卧位或俯卧位，侧卧时上腿向胸部弯曲，下腿伸直；④腰椎棘突穿刺时，协助病人取坐位或侧卧位，取坐位时尽量弯腰，头俯屈于胸前，取侧卧位时的姿势同腰椎穿刺的侧卧位姿势；⑤小儿胫骨粗隆穿刺时，协助患儿取仰卧位，穿刺侧下肢略屈曲，膝下垫一软枕

摆体位
- 再核对，协助病人取合适体位
- 常用部位：髂前上棘，髂后上棘，胸骨

护士：我帮您取好体位，这样舒服吗？

协助操作
- 协助医生消毒、定位、铺巾、局麻
- 协助医生穿刺，器械物品的传递
- 操作过程中注意观察病情，如意识、瞳孔、生命体征等
- 整理用物，对清醒病人交代注意事项

护士：×××，医生准备穿刺了，可能会有点不舒服，我们会尽量轻柔一点，在穿刺过程中，请您不要动，有什么不舒服，请您告诉我。

交代注意事项

护士：×××，谢谢你的配合，骨髓标本已经抽取了，请您好好休息，如果有不适，请您按呼叫器，我会及时来看您的，谢谢您的配合！

整理
- 整理床单位
- 协助取舒适体位
- 清理用物、分类放置
- 洗手、记录

护士操作后评价：病人无不适，术中生命体征正常，术后病人体位舒适、安全、无异常反应。报告老师，操作完毕。

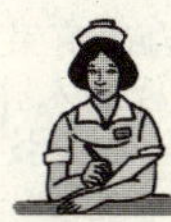

备　注

1. 叮嘱病人在操作过程中不要变换体位
2. 操作后指导：保持敷料干燥、清洁，3天内勿淋浴，3天后将敷料取下，血小板低者穿刺后压迫时间不少于10分钟

（三）胸腔穿刺术配合流程

评估
- 病人病情、年龄、胸腔积液、积气情况、穿刺部位
- 皮肤情况、合作程度、有无胸腔穿刺术经历等

护士：各位老师好，我是××科××，我已对操作环境、病人病情、年龄、穿刺部位皮肤情况进行评估，病人可以进行胸腔穿刺术，现在开始准备用物。

准备
- 操作者：着装规范，剪指甲，洗手，戴口罩
- 用　物：治疗盘内盛无菌胸穿包1个、无菌手套、无菌试管、量杯、2%利多卡因、0.1%肾上腺素、靠背椅、注射器(5ml、30ml)各1付、垫巾、痰盂、消毒液等
- 环　境：病室清洁、安全，温、湿度适宜
- 病　人：核对解释，嘱其排空二便

护士：现用物已备齐，报告老师，开始操作。

护士：您好！请问您叫什么名字？××床×××您好！根据您的病情医生准备给您做胸腔穿刺术，抽取胸腔液以协助检查和治疗，请您配合一下，请问您要上卫生间吗？

摆体位
- 协助病人取坐位，不能起床危重病人取半坐卧位
- 暴露穿刺部位
  - 肩胛线第7~8肋间
  - 腋后线第7~8肋间隙
  - 腋中线第6~7肋间隙
  - 腋前线第5~6肋间隙
- 根据情况选择导联、振幅和报警上下
- 限观察心电图波性质

护士：×××，请您坐到靠背椅上，面向椅背，两手前臂平放椅背上，前额伏在前臂上，现在露出穿刺部位，请问有不适吗？

护士：×××，医生开始消毒打麻醉针…… 穿刺成功了，请您不要动，医生正在留取标本及放出胸腔液，有什么不舒服吗？如有请告诉我。

术中配合
- 协助医生消毒、定位、铺巾、局麻
- 协助医生穿刺、器械物品传递、使用人工气胸抽气箱、测量胸腔压力、注射器吸好胸腔内药物
- 术中注意观察病人病情、意识、生命体征等
- 术毕协助医生消毒针孔，盖无菌纱布并用胶布固定

护士：好了，穿刺已结束，我已用纱布盖好穿刺部位，我扶您回床平卧休息，如有不适请及时与我们联系，床头铃已放您枕边，我也会随时来看您，今天您配合得很好，谢谢！请您好好休息。

整理
- 协助病人取舒适体位
- 整理床单位、交待注意事项
- 整理用物、分类放置
- 洗手、记录

护士操作后评价：沟通有效，术中生命体征正常，术后病人体位舒适、安全，操作符合无菌技术规范。报告老师，操作完毕。

（四）腹腔穿刺术配合流程

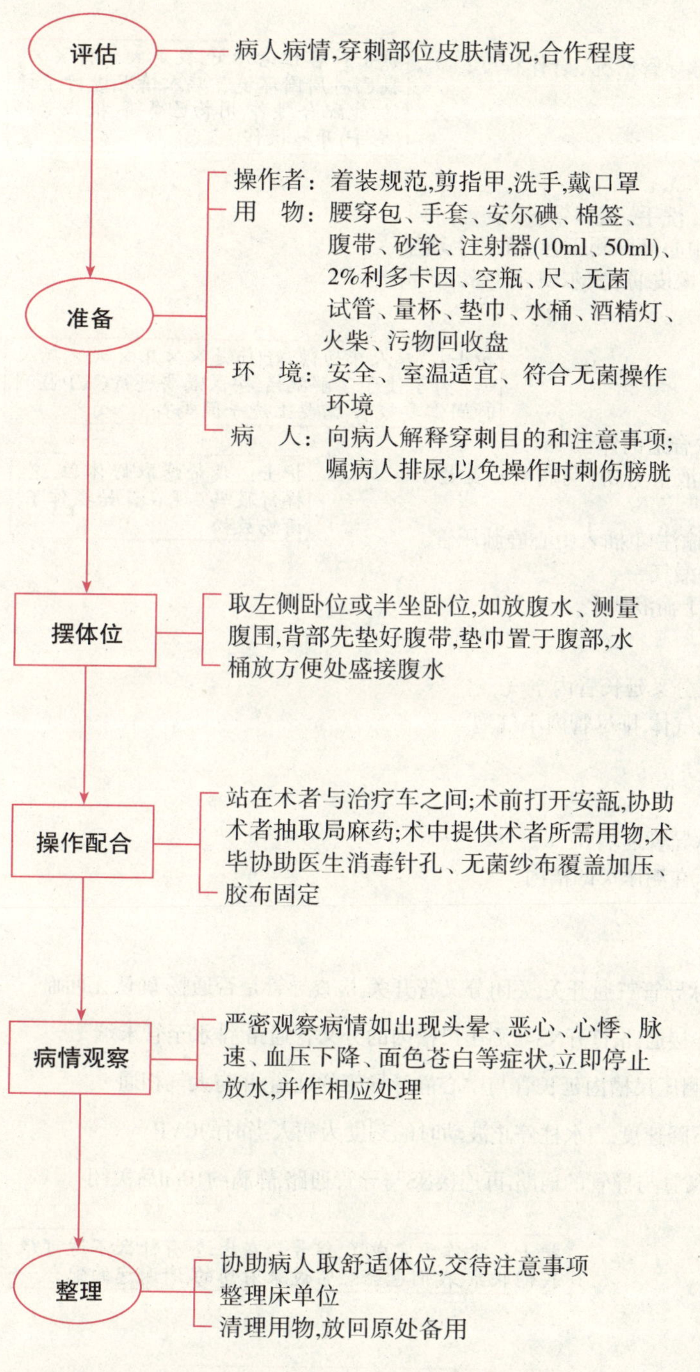

护士：各位老师好,我是××科××,我已对病人病情、合作程度、穿刺部位皮肤情况进行了评估,病人可以进行腹腔穿刺术,现在开始准备用物。

护士：现用物已备齐,报告老师,开始操作。

护士：您好,请问您叫什么名字?××床的×××您好!现在医生准备给您做腹腔穿刺,放出腹腔内的液体,这样您会舒服点,请您配合一下,好吗?请问您要上洗手间吗?为了穿刺能顺利进行,您必须先把小便排完,以免操作时刺伤膀胱。

护士：×××,根据操作需要,请您向左侧翻身躺着,……您做得很好!

护士：×××,腹水已抽完了,请您平卧12个小时,现在我给您用纱布包好了,请您好好休息,如果不舒服,请按呼叫器,我会及时来看您的!谢谢!

护士操作后评价：病人无不适,操作后用物处置符合无菌技术规范。报告老师,操作完毕。

（五）CVP监测操作流程

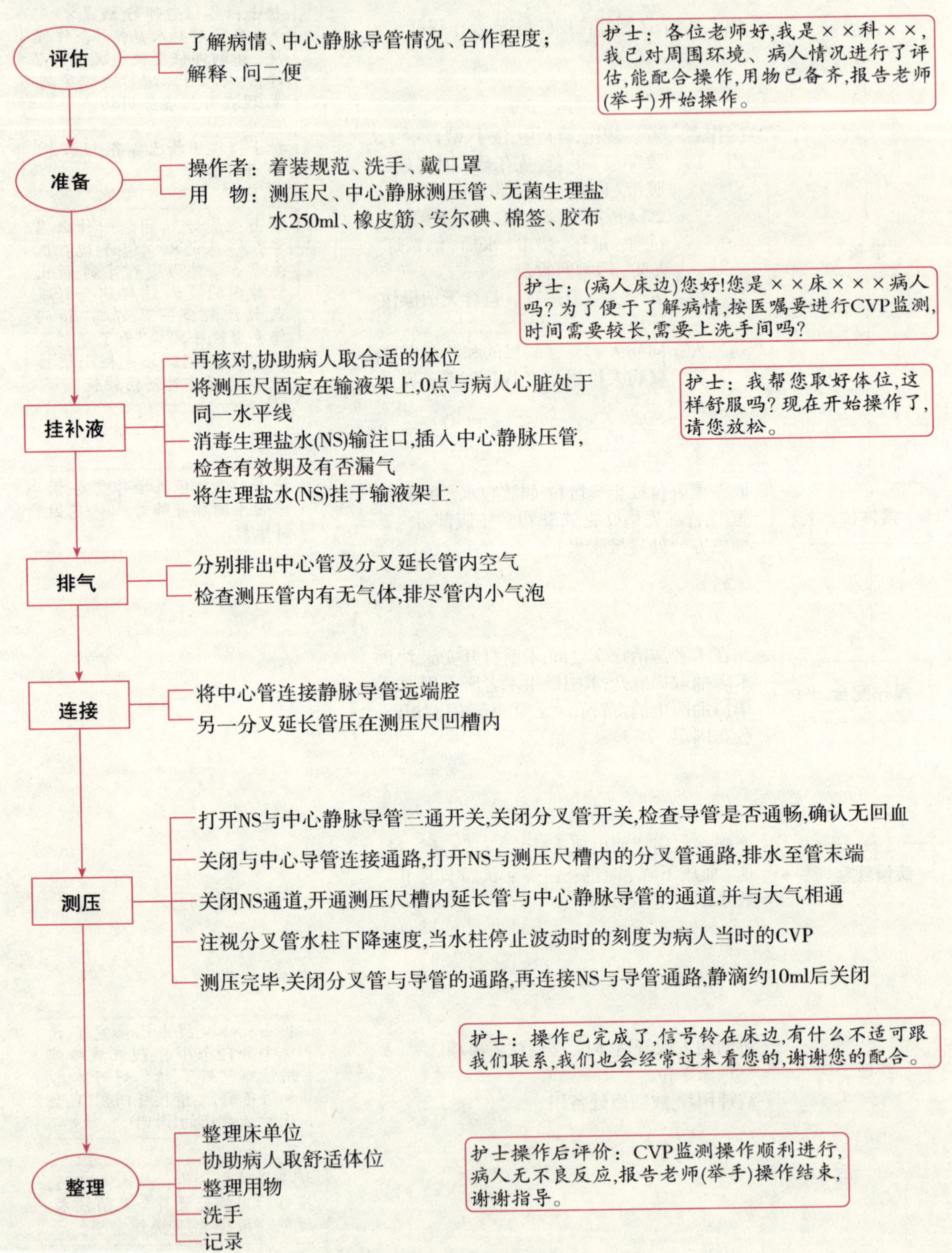
评估
了解病情、中心静脉导管情况、合作程度；
解释、问二便
护士：各位老师好，我是××科××，我已对周围环境、病人情况进行了评估，能配合操作，用物已备齐，报告老师(举手)开始操作。
准备
操作者：着装规范、洗手、戴口罩
用　物：测压尺、中心静脉测压管、无菌生理盐水250ml、橡皮筋、安尔碘、棉签、胶布
护士：(病人床边)您好!您是××床×××病人吗？为了便于了解病情，按医嘱要进行CVP监测，时间需要较长，需要上洗手间吗？
挂补液
再核对，协助病人取合适的体位
将测压尺固定在输液架上，0点与病人心脏处于同一水平线
消毒生理盐水(NS)输注口，插入中心静脉压管，检查有效期及有否漏气
将生理盐水(NS)挂于输液架上
护士：我帮您取好体位，这样舒服吗？现在开始操作了，请您放松。
排气
分别排出中心管及分叉延长管内空气
检查测压管内有无气体，排尽管内小气泡
连接
将中心管连接静脉导管远端腔
另一分叉延长管压在测压尺凹槽内
测压
打开NS与中心静脉导管三通开关，关闭分叉管开关，检查导管是否通畅，确认无回血
关闭与中心导管连接通路，打开NS与测压尺槽内的分叉管通路，排水至管末端
关闭NS通道，开通测压尺槽内延长管与中心静脉导管的通道，并与大气相通
注视分叉管水柱下降速度，当水柱停止波动时的刻度为病人当时的CVP
测压完毕，关闭分叉管与导管的通路，再连接NS与导管通路，静滴约10ml后关闭
护士：操作已完成了，信号铃在床边，有什么不适可跟我们联系，我们也会经常过来看您的，谢谢您的配合。
整理
整理床单位
协助病人取舒适体位
整理用物
洗手
记录
护士操作后评价：CVP监测操作顺利进行，病人无不良反应，报告老师(举手)操作结束，谢谢指导。

（六）经外周插管的中心静脉导管置管术（PICC）操作流程

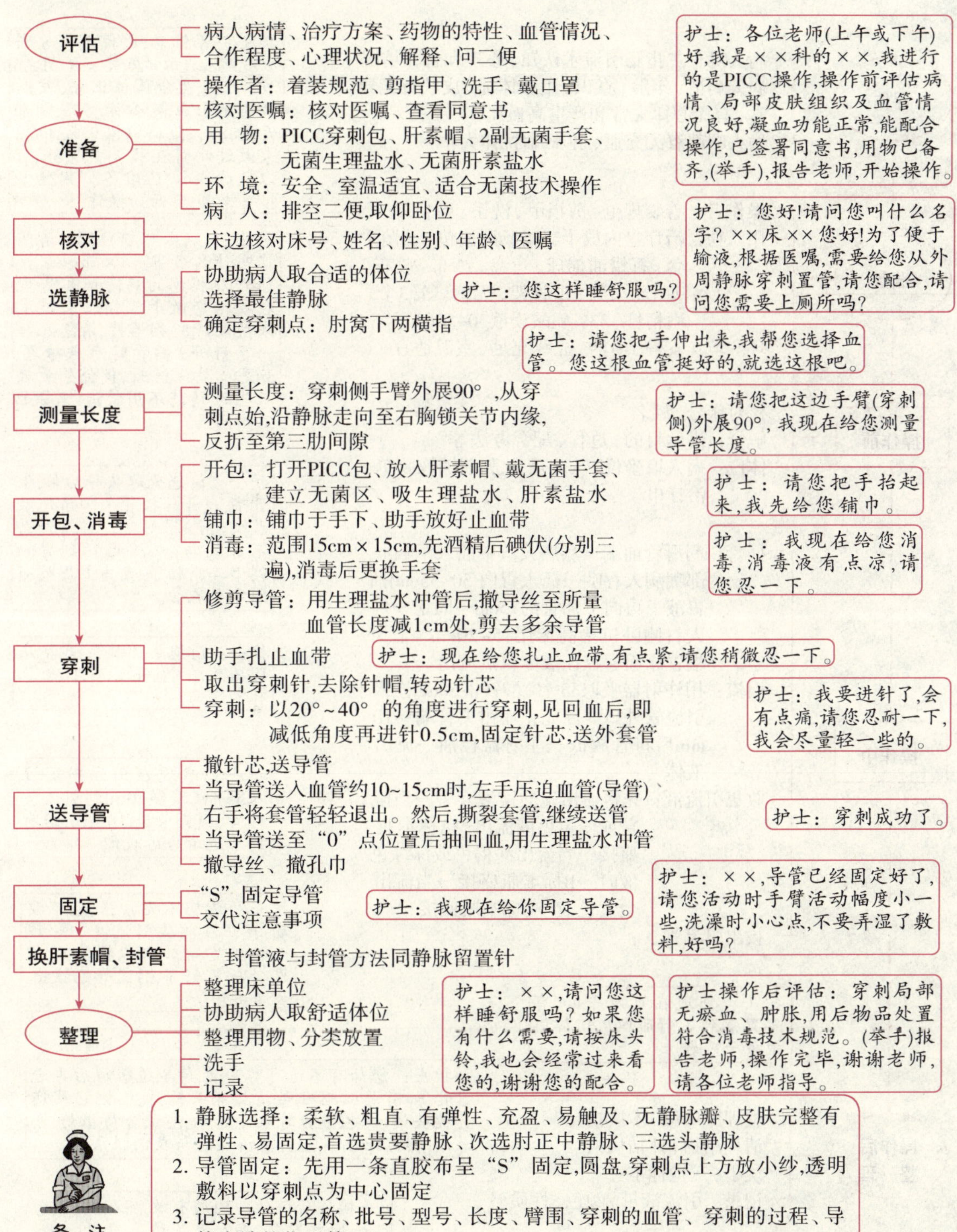

备　注

1. 静脉选择：柔软、粗直、有弹性、充盈、易触及、无静脉瓣、皮肤完整有弹性、易固定,首选贵要静脉、次选肘正中静脉、三选头静脉
2. 导管固定：先用一条直胶布呈“S”固定,圆盘,穿刺点上方放小纱,透明敷料以穿刺点为中心固定
3. 记录导管的名称、批号、型号、长度、臂围、穿刺的血管、穿刺的过程、导管尖端的位置等
4. 操作结束后X线定位

（七）十二指肠引流术配合流程

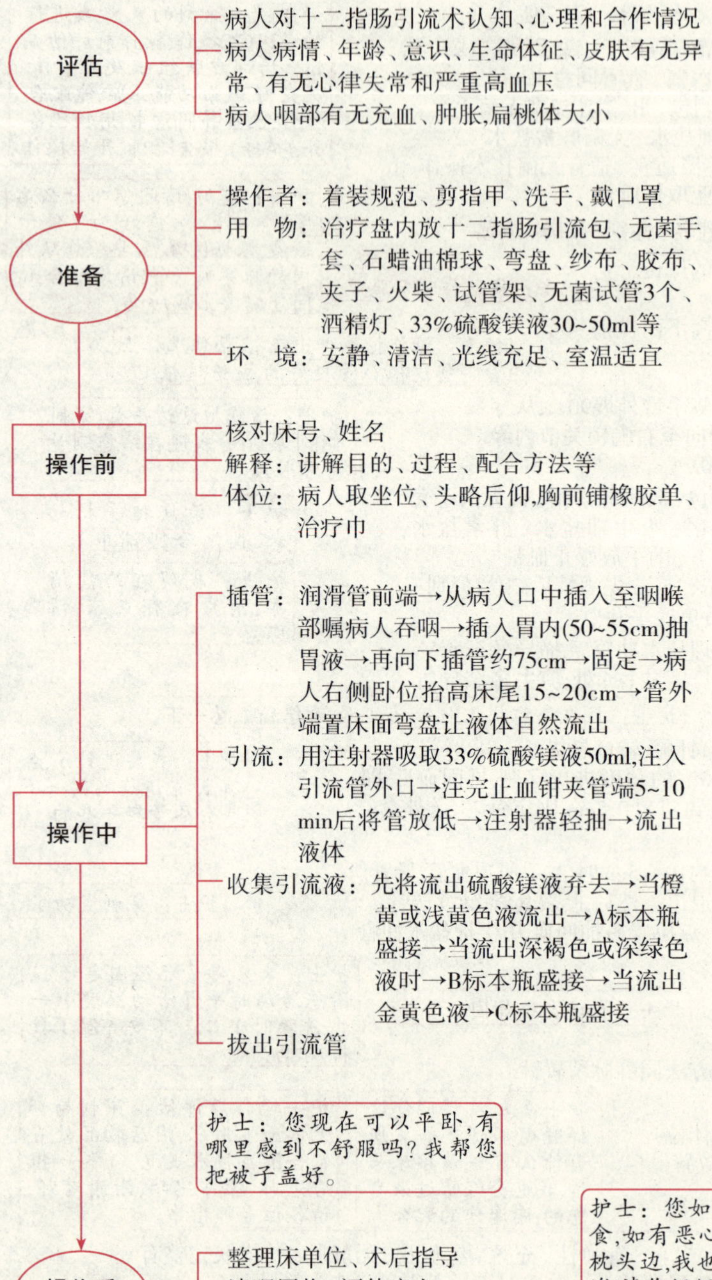

护士：各位老师,我是××科××,病人是××床×××,男,65岁,神清、生命体征正常、皮肤黄染无出血点,心律整齐,咽部无充血肿胀,扁桃体正常,以往未做过此引流术,有点紧张,可以做此操作,已准备好用物。报告老师,现开始操作。

护士：(病人床前)您好!请问您叫什么名字？××床×××您好!根据您的病情和医嘱,现在要给您做十二指肠引流术来协助诊断和治疗,请您配合一下好吗？插管时有点难忍,如恶心请深呼吸,我会尽量轻一些的,请您不用紧张!您要上卫生间吗？

护士：请您坐起头稍后仰,张开嘴,我开始插管……请您做吞咽动作,很好就这样有什么不舒服吗？……已插到胃→到十二指肠了,我马上用胶布固定引流管。

护士：请您右侧卧位,我把床尾抬高15~20cm,以便引流,您有不适吗？

护士：我现在用注射器注入33%硫酸镁50ml到引流管外口,须夹管5~10min,您有何不适请告诉我们。

护士：请您不要紧张,也不要动,我正在收集引流液……现已收集足标本,可以拔管,请您忍耐一下,好了,引流管已拔出,您辛苦了!

护士：您如有不适可暂禁食,待不适缓解后再进食,如有恶心呕吐等请按床头铃,我已把它放您枕头边,我也会随时来看您的,您配合得很好!谢谢!请您好好休息!有事请及时与我们联系。

护士操作后评估：沟通有效,病人能配合;操作熟练,病人无不适及意外发生。报告老师,操作完毕。

（八）三腔二囊管压迫止血配合流程

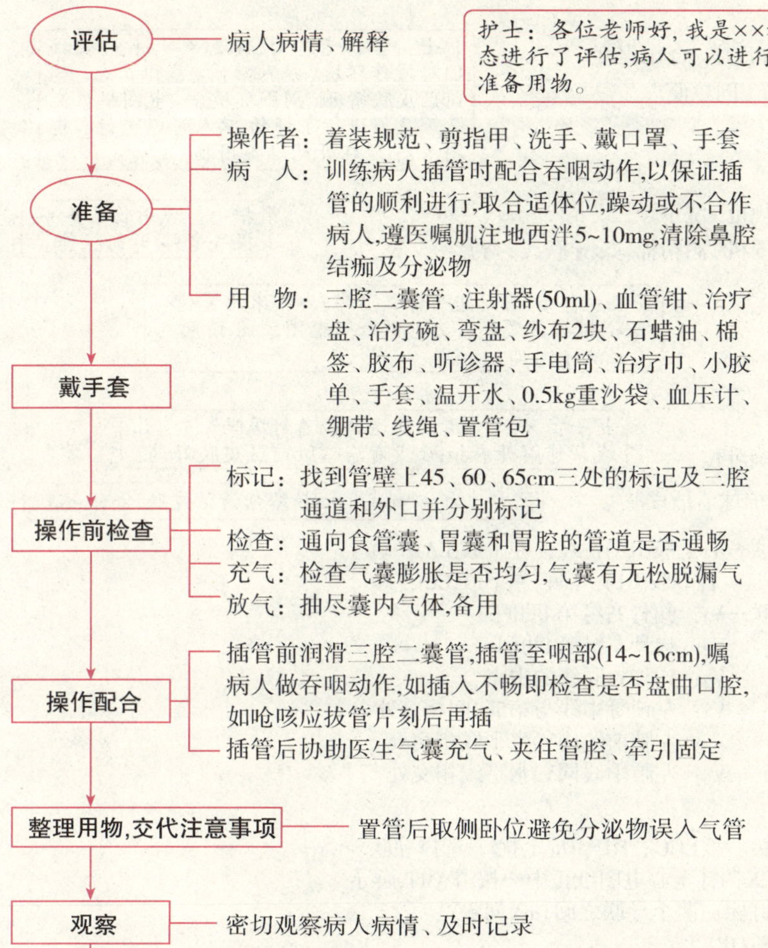

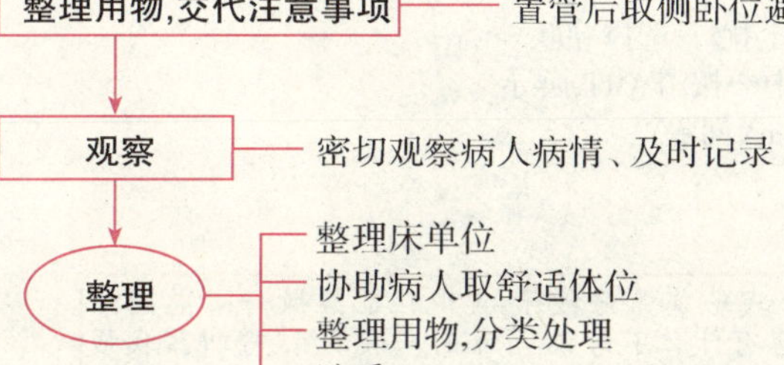

评估 —— 病人病情、解释

护士：各位老师好，我是××科××，我已对病人病情、意识状态进行了评估，病人可以进行三腔二囊管压迫止血，现在开始准备用物。

准备
- 操作者：着装规范、剪指甲、洗手、戴口罩、手套
- 病　人：训练病人插管时配合吞咽动作，以保证插管的顺利进行，取合适体位，躁动或不合作病人，遵医嘱肌注地西泮5~10mg，清除鼻腔结痂及分泌物
- 用　物：三腔二囊管、注射器(50ml)、血管钳、治疗盘、治疗碗、弯盘、纱布2块、石蜡油、棉签、胶布、听诊器、手电筒、治疗巾、小胶单、手套、温开水、0.5kg重沙袋、血压计、绷带、线绳、置管包

护士：现用物已备齐，报告老师，开始操作。

护士：您好，请问您叫什么名字？××床的××，您好！根据医嘱需要为您从鼻腔插个双气囊三腔管达到止血的目的，插管时，你可能会觉得有点不舒服，我会尽量轻柔一点，请您配合一下。您懂得吞咽吗？吞咽就是吞口水，到操作时我会提醒您做吞咽动作。

戴手套

操作前检查
- 标记：找到管壁上45、60、65cm三处的标记及三腔通道和外口并分别标记
- 检查：通向食管囊、胃囊和胃腔的管道是否通畅
- 充气：检查气囊膨胀是否均匀，气囊有无松脱漏气
- 放气：抽尽囊内气体，备用

操作配合
- 插管前润滑三腔二囊管，插管至咽部(14~16cm)，嘱病人做吞咽动作，如插入不畅即检查是否盘曲口腔，如呛咳应拔管片刻后再插
- 插管后协助医生气囊充气、夹住管腔、牵引固定

护士：×××请您做吞咽动作……，配合得很好。

整理用物，交代注意事项 —— 置管后取侧卧位避免分泌物误入气管

观察 —— 密切观察病人病情、及时记录

整理
- 整理床单位
- 协助病人取舒适体位
- 整理用物，分类处理
- 洗手
- 记录

护士：×××，我已把管的末端牵引好了，您或您的家人不要随便动它，等出血停止后再观察几天就可以拔管了，如果您有不舒服，我会及时赶来，床头铃我放在床头，谢谢您的配合。

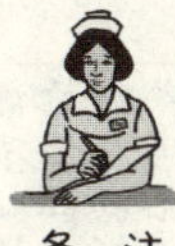

备　注

1. 定时自胃管内抽吸胃内容物，以观察有否继续出血
2. 每2~3小时检查气囊内压力1次，如压力不足应及时注气增压(胃囊40~50mmHg、充气150~200ml，食管囊30~40mmHg、充气100~150ml)
3. 每8~12小时食管囊放气并放松牵引一次，同时将三腔二囊管再稍深入同时口服石蜡油15~20ml，30分钟后再使气囊充气加压
4. 拔管：出血停止24小时后，取下沙袋，气囊放气；继续留管观察24小时后，如无再出血，口服石蜡油，抽尽双囊气体，拔管

护士操作后评价：病人及家属理解三腔二囊管压迫止血的目的，止血效果好，病人无不适，用后物品处置符合消毒技术规范。(举手)报告老师，操作完毕，请指导，谢谢！

（九）心电图录图配合流程

评估
- 病人病情、心理反应、合作程度、
- 皮肤情况、解释、问二便

护士：各位老师好，我是××科××，我已对操作环境、病人病情、意识状态、心前区皮肤情况、周围环境、心电图机性能是否良好进行了评估，病人可以进行心电图录图，现在开始准备用物。

准备
- 操作者：着装规范、洗手
- 用　物：心电图机、酒精棉球、导联线、弯盘、纱布
- 环　境：遮挡病人

护士：现用物已备齐，报告老师，开始操作。

护士：您好，请问您叫什么名字？××床的××您好！根据医嘱我将为您做个心电图录图，请问您要上洗手间吗？

护士：×××，请问您这样躺着舒服吗？请您让我帮您解开衣扣，让我看您心脏前区皮肤好吗？

护士：×××，我用酒精给您清洁皮肤，会有点凉。

连接导联
- 协助病人取正确卧位
- 解开衣扣，酒精棉球清洁皮肤
- 接导联：肢导联—右上肢(RA)：红；左上肢(LA)：黄
  右下肢(RL)：黑；左下肢(LL)：绿
  胸导联—V_1：胸骨右缘第4肋间
  V_2：胸骨左缘第4肋间
  V_3：V_2与V_4联线的中点
  V_4：左锁骨中线与第5肋间相交处
  V_5：左腋前线同V_4水平线相交处
  V_6：左腋中线同V_4水平线相交处

录图
- 录图：打开开关→按ECG、HUM(抗干扰)→选择导联→按CHECK调针至心电图纸正中→按START，换导联前按钉标+（两个导联之间1mV间隔）
- 完成录图后按STOP
- 关机

护士：我给您盖好被子，我现在已经做好心电图录图了，您有什么不舒服，请及时与我联系，呼叫器我帮您放在枕边，我们会经常来看您的，谢谢您的配合！

整理
- 协助病人取舒适体位
- 整理床单位
- 在心电图纸上标记床号、姓名、性别、年龄、录图时间、导联
- 整理用物，放回原处备用
- 心电图交医生

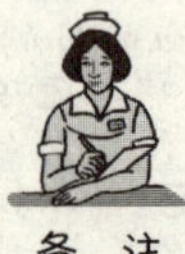

备　注

加快判断心率：0.2秒300次、0.6秒100次、1.0秒60次
12导联外导联：V_7：左腋后线同V_4水平处；V_8：左肩胛角线与V_4水平相交处；V_9：左脊椎旁线与V_4水平相交处；V_3R—V_6R：V_3—V_6的右侧对应部位；VE：相当于剑突下
右心室心梗：加做V_3R、V_4R

护士操作后评价：病人无不适，用后物品处置符合消毒技术规范。（举手）报告老师，操作完毕，请指导，谢谢！

（十）心电监护操作流程

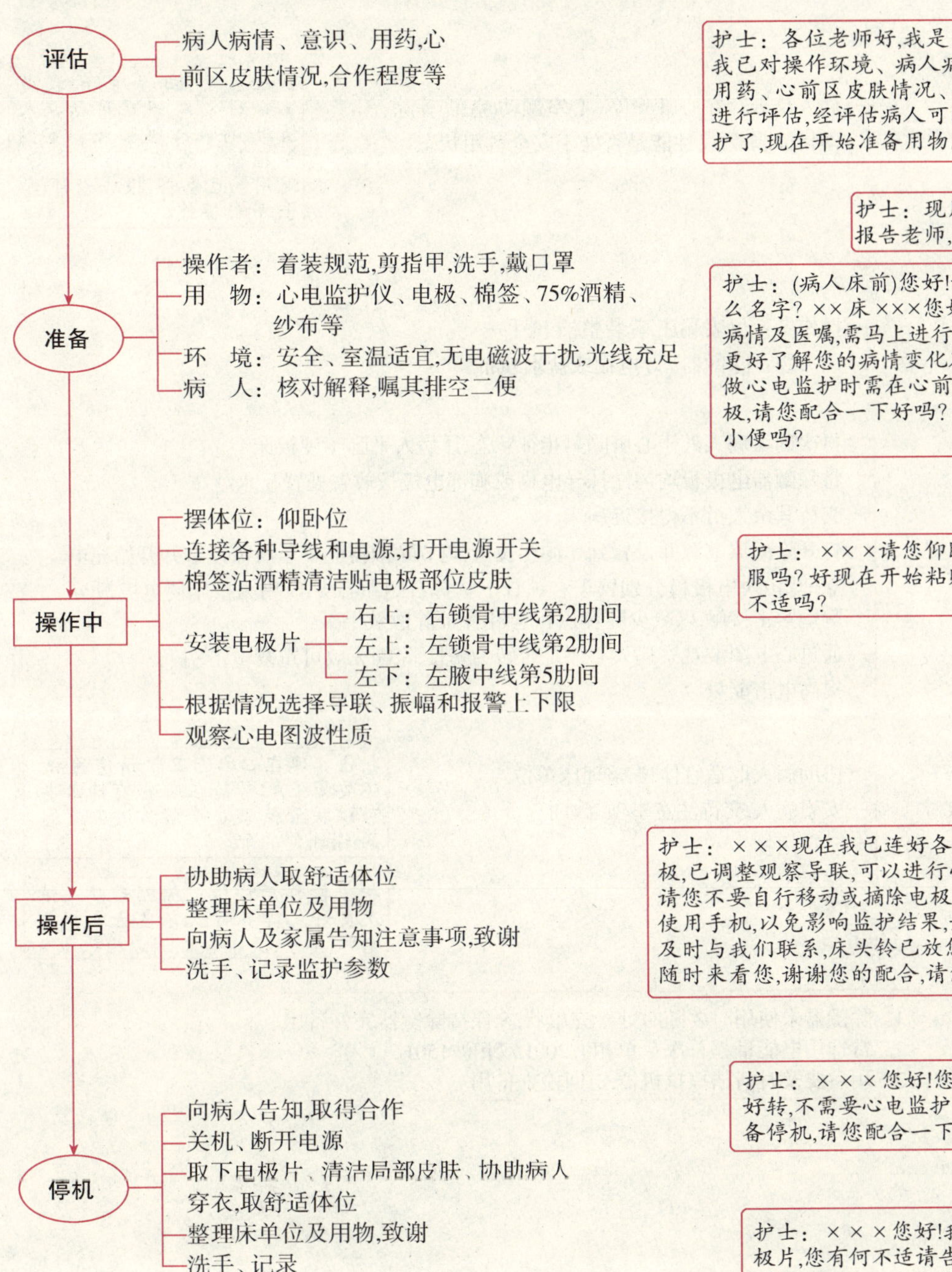

护士：各位老师好,我是××科××,我已对操作环境、病人病情、意识、用药、心前区皮肤情况、合作程度等进行评估,经评估病人可以做心电监护了,现在开始准备用物。

护士：现用物已备齐,报告老师,开始操作。

护士：(病人床前)您好!请问您叫什么名字？××床×××您好!根据您的病情及医嘱,需马上进行心电监护以更好了解您的病情变化及协助治疗,做心电监护时需在心前区放几个电极,请您配合一下好吗？请问您要大小便吗？

护士：×××请您仰卧,这样躺舒服吗？好现在开始粘贴电极,有何不适吗？

护士：×××现在我已连好各种导线及电极,已调整观察导联,可以进行心电监护了,请您不要自行移动或摘除电极,不要在这里使用手机,以免影响监护结果,如有不适,请及时与我们联系,床头铃已放您枕边,我会随时来看您,谢谢您的配合,请您好好休息!

护士：×××您好!您的病情明显好转,不需要心电监护了,我现在准备停机,请您配合一下,好吗？

护士：×××您好!我已取下电极片,您有何不适请告诉我们,这样躺舒服吗？谢谢您!请您好好休息!

护士操作后评价：沟通有效,心电图波清晰无干扰,病人无异常反应。报告老师,操作完毕。

（十一）除颤术配合流程

评估
- 病人是否存在心脏骤停、心室颤动(室颤)等除颤指征,除颤仪性能是否处于安全备用状态

护士：各位老师好,我是××科××,我已评估病人情况,存在心脏骤停、室颤等指征、除颤仪性能良好,现用物已备齐,报告老师(举手)开始操作。

准备
- 操作者：仪表端庄,着装整洁,洗手
- 用　物：除颤器、导电糊或盐水纱布

除颤
- 再次确认病人处于心脏除颤指征状态,让病人平卧于硬板床
- 将除颤器电极板均匀涂抹导电糊或胸部电极板放置处置盐水纱布
- 交待其余人员不得接近病床
- 打开除颤器电源并设置到非同步位置,调节除颤器能量至所需读数并开始充电
- 立即将2块电极板分别置于右锁骨下胸骨右侧和心尖部,用力按压使电极板与胸壁紧密接触,以减少肺容积和电阻,保证除颤效果
- 通过心电图波观察病人心律是否转为窦性,除颤无效可重复电击,并可提高电击能量

整理
- 协助病人取适宜体位,整理床单位
- 安慰病人,交待注意事项,致谢
- 整理用物
- 洗手,记录

护士：现在心率已正常,请您放松,不要紧张,信号铃在床边,有什么事可以联系我,我也会经常过来看您的,谢谢您的配合。

护士操作后评价：除颤后病人情况良好,心率正常,无不良反应,报告老师(举手)操作结束,谢谢指导。

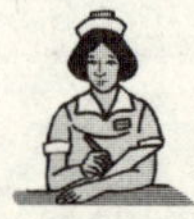

备　注

1. 除颤器未使用时要随时处于充电状态,保持除颤器完好备用
2. 常选用电能量：首次：单相波200J,双相波150J
3. 用后要及时清洁擦拭机器,定期检查备用

（十二）血液净化配合流程

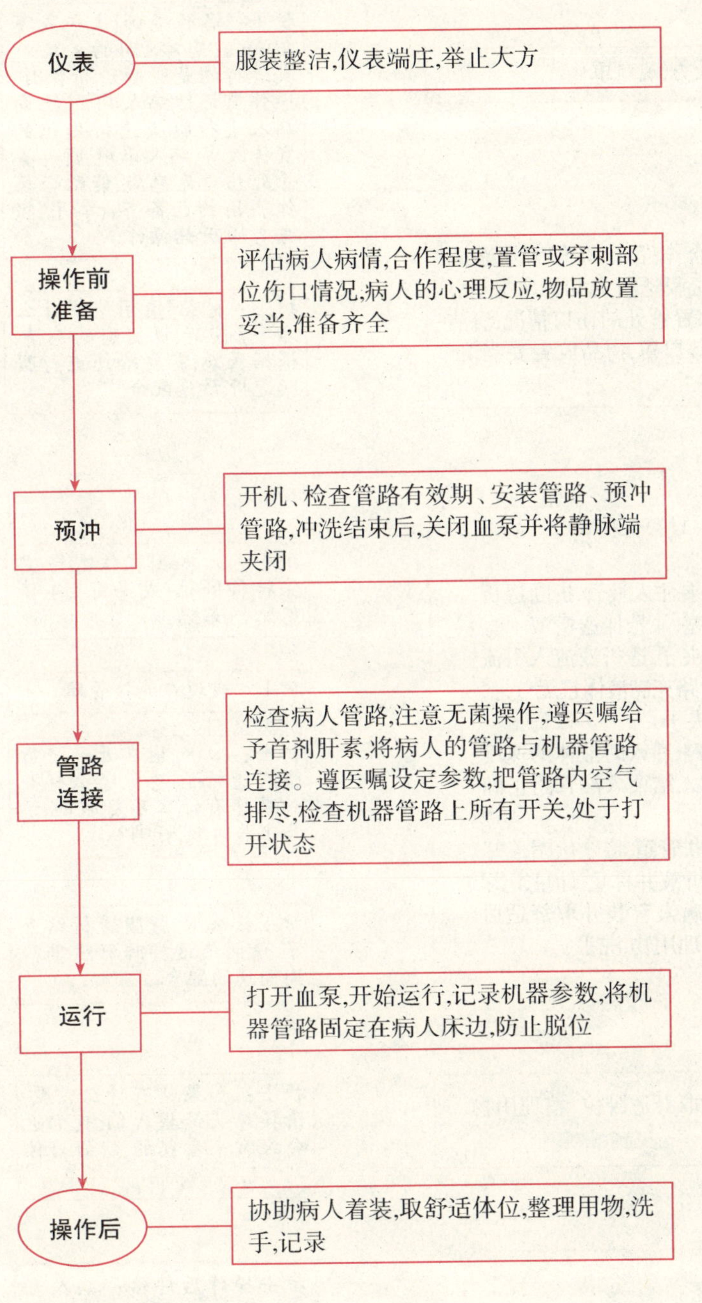

护士：各位老师(上午或下午)好,我是××科的×××,我进行的是血液净化操作,操作前评估病人病情,置管部位伤口情况良好,无感染,病人乐观,能配合操作,用物已备齐,(举手)报告老师,开始操作。

护士：您好!请问您叫什么名字?××床××,您好!根据您的病情,根据医嘱,需要给您进行血液净化,请您配合,请您先小便,好吗?

护士：××,请问您这样睡舒服吗?请您把这边手臂(穿刺侧)伸出来。

护士：现在开始进行血透了,您现在感觉怎么样?如果有什么不舒服,请马上告诉我,好吗?

护士：××,透析结束了,请问您这样睡舒服吗?如果您有什么需要,请按床头铃找我们,我们也会经常过来看您的,谢谢您的配合,您好好休息吧!

护士操作后评估：病人无不适主诉,操作后用物符合消毒技术规范。(举手)报告老师,操作完毕。谢谢老师,请各位老师指导。

（十三）腹膜透析配合流程

仪表

服装整洁,仪表大方,戴口罩

护士：各位老师(上午或下午)好,我是××科的×××,我进行的是腹膜透析操作,操作前评估病人病情,已向病人进行腹膜透析知识的宣传教育,病人乐观,腹部置管处伤口无感染,能配合操作。用物已备齐,(举手)报告老师,开始操作。

评估

评估病人病情、合作程度、了解肾功能情况,评估病人对腹膜透析的知识掌握、心理反应,评估腹部置管处的伤口情况,清洁工作台、洗手、戴口罩,物品放置妥当,准备齐全

护士：您好!请问您叫什么名字？您好!根据您的病情,根据医嘱,需要给您进行腹膜透析,请您配合。

操作过程

1. 连接：拉开接口接环,取下短管的碘伏帽
2. 引流：蓝夹子夹住入液管,折断透析液出口塞,并悬挂透析液
3. 冲洗：打开蓝夹子,透析液流入引流袋,外管路充满液体且无气泡,夹闭蓝夹子
4. 灌注：打开管路,灌入时液体的速度适宜,灌入结束入液管路正确关闭
5. 分离：分离双联管道,将碘伏帽盖好。分离透析液并称重,计量,记录
6. 操作后：协助病人着装并取舒适卧位,整理用物,洗手

护士：××,因操作需要,需保持仰卧位(或半卧位),请您配合,好吗？

护士：我现在连接管路。

护士：××,现在开始进行腹膜透析了,感觉怎么样？如果您有什么不舒服的,请马上告诉我,好吗？

护士：××,腹膜透析结束了,请问您这样睡舒服吗？谢谢您的配合。

操作后

协助病人着装并取舒适卧位,整理用物,洗手

护士：如果您有什么需要,请按床头铃找我们,我们也会经常来看您的,您好好休息吧!

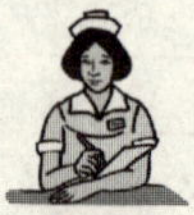

备注

注意事项：
1. 操作过程考虑病人安全，操作过程注意与病人沟通
2. 操作过程注意无菌操作

护士操作后评估：病人无不适主诉,操作后用物处置符合消毒技术规范。(举手)报告老师,操作完毕。谢谢老师,请各位老师指导。

（十四）手术前准备操作流程

评估
- 病人病情、心理反应、合作程度、体温、皮肤情况、询问过敏史、病人有否进食、解释、问二便

护士：各位老师好，我是××科××，我已对病人病情、心理反应、合作程度、体温、皮肤情况、病人有否进食进行了评估，评估的结果是：病人可以进行术前准备。现用物已备齐。(举手)报告老师，开始操作。

准备
- 操作者：着装规范、剪指甲、洗手、戴口罩
- 核对医嘱：手术部位、方式，查过敏史记录
- 用　物：治疗盘、无菌治疗巾、注射器(1ml、5ml)、采血针、药物、常规消毒剂、棉签、砂轮、止血带、血常规试管、急救物(氧气、1：1000盐酸肾上腺素等)、剃毛刀、纱布、滑石粉，根据手术的种类准备用物
- 铺无菌治疗盘、配制皮试液、将皮试液置于无菌治疗盘内
- 环　境：室温适宜、遮挡病人

护士：您好，请问您叫什么名字？××床的×××您好！根据您的病情，按医嘱我为您进行手术前准备，请您配合，请问您要上卫生间吗？

术前准备
- 核对床号、姓名，协助病人取舒适体位
- 配血：核对血型、根据医嘱抽取所需血量送血库
- 药物过敏试验：按皮内注射操作流程
- 备皮：根据手术的不同准备皮肤范围
- 剪指甲(趾甲)，有染甲者要求洗掉甲上颜色
- 量身高、体重并记录于体温单
- 按医嘱准备带入手术室的用物

护士：×××，您这样躺着可以吗？

护士：×××，现在我要给您抽血验血型，请您把手伸出来。

护士：×××，现在我要给您做药物过敏试验。

护士：×××，为了清除皮肤上的微生物，减少感染的机会，以免伤口感染而难愈合，我现在给您作皮肤准备，您这样躺着可以吗？

术前宣教
- 心理护理
- 解释手术前后的注意事项及配合，让病人复述宣传教育内容
- 视病情需要予床上大小便训练、术后咳痰训练、腹式呼吸训练

护士：×××，您这样躺着可以吗？我已经为您作好了手术前准备，请您放松心情准备接受手术。谢谢你的配合。如果您有什么需要，请及时按铃，床头铃给您放这儿了，您好好休息。

整理
- 送病人回病床休息，整理床单位
- 整理用物
- 洗手
- 填写医嘱单、病人健康教育评估表，书写护理记录

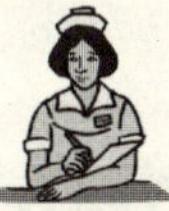

备　注

1. 术前测体温4次
2. 皮肤准备范围(按手术需要)：
   凡体外循环手术病人，备皮包括颈部、整个胸部、两侧腋部、下腹部、腹股沟及会阴部、阴毛；冠状动脉搭桥术，加备双下肢或双上肢
3. 宣传教育内容：
   贵重物品的处理、假牙等的摘除
   个人卫生、注意切口位置的清洁
   入住监护室的注意事项及用物准备
   术后床上大小便训练、咳嗽训练、腹式呼吸训练

护士操作后评价：病人无不良反应。用后物品处置符合消毒技术规范。报告老师(举手)，操作完毕，谢谢老师，请老师指导。

（十五）穿脱无菌手术衣操作流程

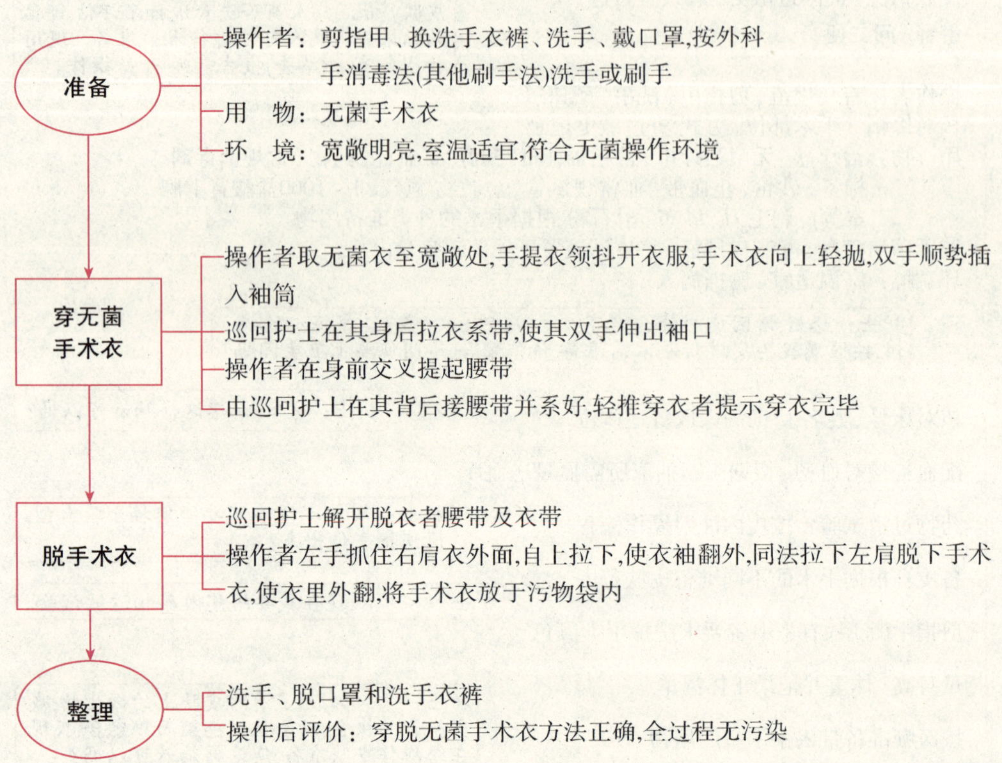

（十六）连台手术更换手术衣及手套操作流程

准备
- 操作者：前1台手术结束后洗净手套上血迹、巡回护士协助其解开腰带、衣带
- 用　物：无菌手术衣、手套、消毒液、必要时备口罩
- 环　境：宽敞明亮,室温适宜,符合无菌操作环境

↓

脱手术衣
- 方法一：他人帮助脱衣法
  - 操作者双手向前微屈肘
  - 巡回护士与操作者面对面握住衣领将手术衣
  - 向肘部、手的方向顺势翻转扯脱,放污物袋内
- 方法二：个人脱衣法——操作者左手抓住右肩衣外面,自上拉下,使衣袖翻外,同法拉下左肩脱下手术衣,使衣里外翻,将手术衣放于污物袋内

↓

脱手套
- 将右手放左手手套外面翻转脱下左手手套,将左手拇指伸入右手鱼际肌之间,自下翻转脱去右手手套

↓

双手重新消毒
- 无菌手术后连台未被污染
  - 流动水冲去滑石粉,无菌毛巾擦干
  - 消毒液纱布涂擦指尖至肘上6cm,共2次
- 感染手术后连台：脱手术衣、手套后,更换口罩→按外科手消毒法消毒双手

↓

穿无菌手术衣
- 操作者取无菌衣至宽敞处,手提衣领抖开衣服,手术衣向上轻抛,双手顺抛插入袖筒
- 巡回护士在其身后拉衣系带,使其双手伸出袖口
- 操作者在其身前交叉提起腰带
- 巡回护士在其背后接腰带并系好,轻推穿衣者提示穿衣完毕

↓

戴无菌手套
- 核对选合适手套,取滑石粉涂擦双手
- 一手掀开口,另一手自袋内拿住两只手套套口反折部向上一并取出,手套的拇指向前
- 先将一手对准五指伸入手套内,再用已戴好手套手指插入另一手套反折部同法戴好另手
- 双手对合交叉调整手套,将手套反折翻转扣套在工作衣袖外面,双手合放胸前,等待手术

（十七）普通换药配合流程

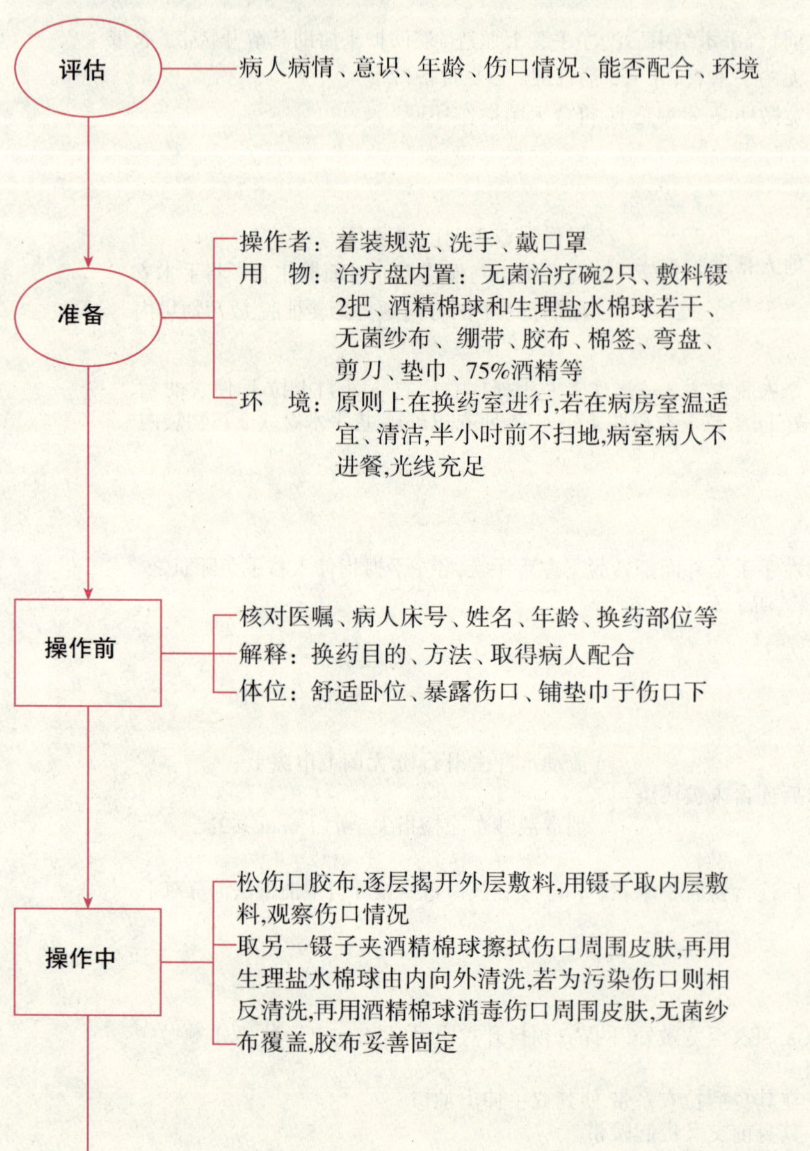

评估

病人病情、意识、年龄、伤口情况、能否配合、环境

护士：各位老师好，我是××科××，病人是××床×××男，65岁，神志清、胃大切手术后第一天，上腹部伤口敷料有渗血，必须进行伤口换药，我已对环境进行评估，现开始准备用物。

准备

- 操作者：着装规范、洗手、戴口罩
- 用　物：治疗盘内置：无菌治疗碗2只、敷料镊2把、酒精棉球和生理盐水棉球若干、无菌纱布、绷带、胶布、棉签、弯盘、剪刀、垫巾、75%酒精等
- 环　境：原则上在换药室进行，若在病房室温适宜、清洁，半小时前不扫地，病室病人不进餐，光线充足

护士：现用物已备齐，报告老师，开始操作。

操作前

- 核对医嘱、病人床号、姓名、年龄、换药部位等
- 解释：换药目的、方法、取得病人配合
- 体位：舒适卧位、暴露伤口、铺垫巾于伤口下

护士：(病人床前)您好！请问您叫什么名字？××床×××您好！因为您的伤口有渗血必须及时进行伤口敷料更换，以保持伤口清洁、预防感染，请您配合一下，好吗？

护士：请问您这样躺着舒服吗？那我现在开始给您更换敷料，先揭去胶布，疼吗？

操作中

- 松伤口胶布，逐层揭开外层敷料，用镊子取内层敷料，观察伤口情况
- 取另一镊子夹酒精棉球擦拭伤口周围皮肤，再用生理盐水棉球由内向外清洗，若为污染伤口则相反清洗，再用酒精棉球消毒伤口周围皮肤，无菌纱布覆盖，胶布妥善固定

护士：现在我给您揭开伤口纱布……请问有何不适吗？您的伤口生长很好，没有感染现象，现在我给您消毒伤口周围皮肤，可能有点疼，请忍耐一下……很好，我已给您的伤口更换新敷料并固定好了。

操作后整理

- 整理床单位、讲解注意事项、致谢
- 清理用物
- 评估病人
- 洗手、记录

护士：这样的体位舒服吗？我给您盖好被子，如擦澡请注意不要弄湿伤口敷料，若弄湿了请及时告诉我们更换，床头铃我已放您枕头边，如需要请及时联系我们，我也会常来看您的，谢谢您的配合，请好好休息！

护士操作后评价：换药流程方法正确，无污染，病人伤口清洁，感觉舒适。报告老师，操作完毕。

（十八）造口护理技术操作流程

评估
- 根据病情、造口类别确定所需物品

护士：各位老师好，我是××科××。我已对环境、病人病情、造口类别进行了评估，评估的结果是病人可以进行造口护理，现用物已备齐。(举手)报告老师，开始操作

↓

准备
- 操作者：着装规范、剪指甲、洗手、戴口罩
- 用　物：治疗碗内盛适量盐水棉球(视造口大小而定)
  量尺一把、笔一支、肛袋一个、方便夹一个、
  垃圾袋一个、手套一副、纸巾一筒
- 环　境：室温适宜，遮挡病人

护士：请问您叫什么名字？××床××，您好！从现在开始，您的排便将从您腹部的这个造口排出来，我现在给您做人工肛门护理，请您配合，您这样躺着可以吗？

↓

取下底板
- 核对床号、姓名，协助病人取合适体位，抬高床头30°角，戴手套，取下原来的底板(从上而下取下)，松开方便夹将肛袋放入垃圾袋

护士：××，您先看我做一遍，我现在帮您把肛袋取下来。

↓

清洁造口
- 用纸巾擦除造口周围粪便
- 用生理盐水棉球清洁造口，从外至内清洗
- 脱手套

护士：××，我现在给您清洁造口。

↓

测量造口大小
- 用量尺测量造口口径大小
- 在肛袋底板保护纸上做记号
- 用剪刀裁剪开孔

↓

粘贴造口纸
- 撕去肛袋底板的保护纸
- 用纸巾抹干造口周围皮肤粘贴造口袋
- 确定粘贴好肛袋，将空气排出，开口拉平反折，
- 用夹子夹好

↓

健康指导
- 如何购置合适的造口袋
- 造口袋内容物超过1/3时应及时更换造口袋
- 告知病人清洁方法
- 造口护理的注意事项
- 造口病人的生活起居

护士：××，我现在已经给您换好肛袋了，谢谢您的配合，我刚才的操作方法您记住了吗？造口袋内容物超过1/3时及时更换，置于阴凉处晾干，以便更换，请注意饮食卫生，不食带刺激的、胀气的食物，以使您的粪便成形容易排出。××，只要您自己学会造口护理，您就能恢复往常的生活了……如果您有什么需要，请按铃通知我们，您好好休息。

↓

整理
- 整理床单位
- 洗手

护士操作后评估：病人无不良反应。用后物品处置符合消毒技术规范。报告老师，操作完毕。谢谢老师(鞠躬)，请老师指导。

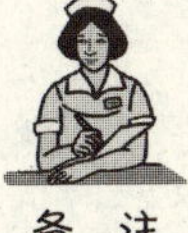

备　注

1. 5~7天更换底板，如有渗液应立即更换
2. 裁剪开孔时比所测量的大小大2mm左右
3. 粘贴肛袋时，确保造口周围皮肤干燥
4. 粘贴肛袋底板时，要避免有皱褶，必要时用防漏膏
5. 粘贴完肛袋后，嘱病人用手轻压5~10分钟

（十九）脑室引流术配合流程

评估

- 病人病情、意识、生命体征、合作程度、药物过敏史、有无头痛等症状,穿刺部位情况

> 护士：各位老师好,我是××科××,我已对病人病情、意识、生命体征、药物过敏史、有无主观症状、穿刺部位情况及环境进行评估,可以进行脑室引流术。现用物已备齐,报告老师(举手),开始操作。

准备

- 操作者：着装规范、剪指甲、洗手、戴口罩
- 用　物：治疗盘置脑室穿刺包1个,脑室穿刺骨钻1把,弯盘1个(内放止血钳2把)、胶布、砂锯、无菌手套、治疗巾2块,测压管1套,排气针头2个、5ml注射器2付,引流管1套,引流瓶(袋)1个,2%普鲁卡因或利多卡因2支
- 环　境：安全、室温适宜,符合无菌操作环境
- 病　人：核对解释、嘱其排小便、备皮、取平卧或侧卧位,暴露穿刺部,并固定头部

> 护士：(病人床前)您好!请问您叫什么名字?××床×××您好!根据您的病情需要马上给您做脑室引流术以协助诊断和治疗,您要小便吗?那我送您到检查室。

> 护士：(检查室)您好!为了预防感染必须把头发剃掉、清洗干净才能进行手术,请您配合一下好吗?现在开始剃发了……好了,清洗干净了,请您平卧,头部不动。

术中配合

- 协助医生消毒、定位、铺巾、局麻
- 协助医生穿刺、按穿刺步骤传递器械物品……
- 协助医生接引流瓶(袋)、包扎好伤口

> 护士：请不用紧张,现在开始消毒皮肤打麻醉针了,疼吗?请您不动,忍耐一下,现在开始穿刺了……啊穿刺成功了,……放置引流管,有什么不舒服吗?现在已固定引流管了,医生正在缝合皮肤……疼吗?……伤口包扎好了。

> 护士：现引流已结束,我用平车送您回床休息。

整理

- 协助病人取舒适体位
- 整理床单位、交待注意事项
- 整理用物、致谢
- 洗手、记录

> 护士：(病床前)您好!这样躺舒服吗?我帮您盖好被子,床头铃已放您枕头边,如有不适请及时联系我们,我也会随时来看您的,您配合得很好,谢谢!请您好好休息!

> 护士操作后评价：治疗性沟通有效,病人配合好,操作熟练正确,病人无异常反应。报告老师,操作完毕。

（二十）胸膜腔闭式引流术护理流程

护士：各位老师好，我是××科××，我已对病人病情及引流情况进行了评估，评估的结果是病人可以进行胸膜腔闭式引流术护理，现用物已备齐。(举手)报告老师，开始操作。

评估
- 操作前评估病人病情、心理、引流
- 周围皮肤及引流情况

准备
- 操作者：着装规范、剪指甲、洗手、戴口罩
- 用　物：
  1. 治疗车上放置无菌胸腔闭式引流装置一套、止血钳2把、碘酒、酒精、棉签、胶布、无菌盐水500ml、手套2副、笔、治疗单、剪刀
  2. 治疗车下放置污物盆两个
- 环　境：安全、清洁、室温适宜

护士：请问您叫什么名字，××床×××，您好！根据您的病情，按医嘱我为您进行引流护理，请您放心，我会很轻很仔细的，请您配合。

取舒适体位
- 病人安全与舒适：核对病人床号、姓名，解释
- 操作目的及注意事项，协助病人取舒适体位

护士：×××，请您稍稍侧躺一些，请您把手抬起来。

瓶内注水
- 向胸腔引流瓶内倒入无菌生理盐水，使长引流管置于无菌生理盐水面下3~4cm；在引流瓶的水平线上注明日期和水量

护士：×××，我现在给您消毒。

更换水封瓶
- 用2把止血钳交叉夹闭引流管近端
- 戴手套→松动接头，分离原管，消毒管内、管口
- 接新的引流装置→脱手套、松开止血钳

护士：×××，请您深呼吸或咳嗽。

检查管道引流情况
- 观察引流是否通畅：嘱病人深呼吸或咳嗽
- 妥善置管：引流瓶置于安全处，保持引流瓶低于胸壁引流口60~100cm
- 观察病人反应：有无胸痛、气紧、引流管牵拉等不适

整理
- 协助病人取舒适体位
- 整理床单位，告知注意事项，致谢
- 整理用物，胸液倒入污物处理系统
- 洗手、记录

护十：×××，您这样躺着舒服吗？我已经为您作好引流护理，谢谢您的配合。如果您有什么需要，请您及时按铃，床头铃给您放这儿了，您好好休息。

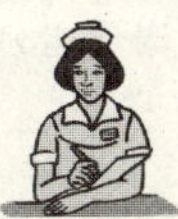

备　注

1. 保持安全引流：置瓶于安全处，引流管长度适宜，翻身活动时防止受压、打折、扭曲、脱出
2. 观察及记录：引流管是否通畅，引流液颜色、性质、量。血压平稳取半卧位，利于呼吸和引流。
3. 注意引流系统的密闭和无菌状态

护士操作后评估：病人无不良反应，引流通畅。用后物品处置符合消毒技术规范。报告老师，操作完毕。谢谢老师，请老师指导。

（二十一）“T”管引流护理操作流程

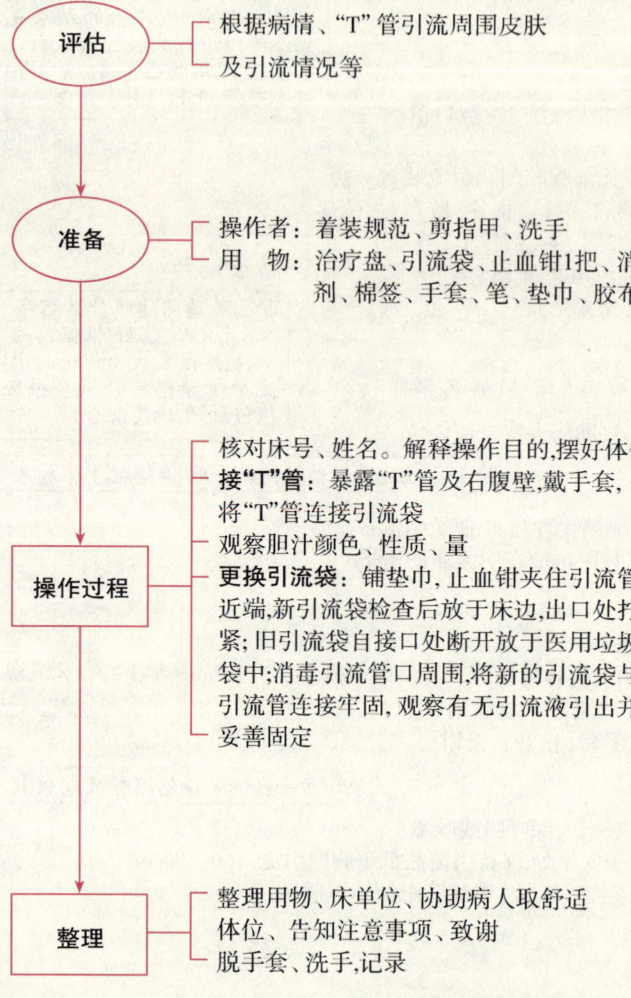

护士：各位老师好，我是××科××，我已对病人病情、引流周围皮肤及引流情况进行评估，可以实施操作，用物已备齐。报告老师(举手),开始操作。

护士：请问您叫什么名字？××床××,您好!根据您的病情,按医嘱我要为您进行“T”管引流护理,请您配合一下,好吗？

护士：××,您这样躺着可以吗？

护士：××,现在我给您消毒引流管周围皮肤,有点凉。

护士：××,您这样躺着舒服吗？我已经为您做了“T”管引流护理。谢谢您的配合。请您注意在平卧时引流管低于这个地方(腋中线),站立或走动时引流管不可高于腹部引流口,防止引流液逆流。如果您还有什么需要,请及时按铃,床头铃给您放这儿了,您好好休息!

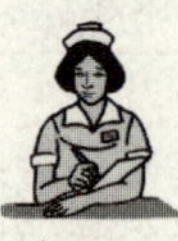

备　注

1. 严格执行无菌操作,保持胆道引流管通畅
2. 妥善固定好管路,操作时防止牵拉,以防“T”管脱落
3. 保护病人引流口周围皮肤,局部涂氧化锌软膏,防止胆汁浸渍引起局部皮肤破溃和感染

护士操作后评价：病人无不良反应,引流通畅。用后物品处置符合消毒技术规范。报告老师,操作完毕。谢谢老师,请老师指导。

（二十二）会阴擦洗操作流程

评估
- 病人身心状况、会阴部情况、有无伤口或尿管等;环境是否保护病人的隐私、解释、问二便

护士：各位老师好,我是××科××,我已对周围环境、病人情况进行了评估。病人会阴无伤口、无留置尿管。可以实施操作。用物已备齐,报告老师(举手)开始操作。

↓

准备
- 操作者：着装整洁、剪指甲、洗手、戴口罩
- 用　物：棉布垫或橡胶单或一次性会阴垫、棉球若干、擦洗消毒液、消毒弯盘、无菌镊子、无菌手套
- 病　人：取膀胱截石位、充分暴露会阴部,垫会阴垫

↓

核对、解释
- 核对床号、姓名
- 解释擦洗会阴的方法和目的

护士：(病人床边)您好!您是××床××病人吗?为了保持会阴的清洁,预防感染,现开始进行会阴擦洗,希望您能配合,需要上洗手间吗?

↓

放置擦洗盘
- 将弯盘放于病人两腿间,会阴下方

↓

倒消毒液

↓

戴手套

↓

擦洗
- 擦洗顺序：伤口或尿道口→小阴唇→大阴唇→大腿内侧→肛门

护士：这样的体位舒服吗?现在我开始给您擦洗了。

↓

脱手套

↓

整理
- 整理病床单位、致谢
- 清理用物、分类放置
- 洗手、记录

护士操作后评价：会阴擦洗的操作顺利,无不良反应,病人情况良好,报告老师(举手)操作结束,谢谢指导!

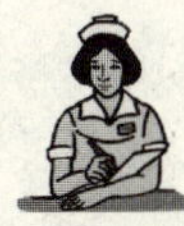

备　注

1. 有尿管者,要将尿道口周围擦洗干净并注意尿管是否通畅
2. 教导病人会阴部清洁方法及留置导尿管的知识

（二十三）会阴消毒操作流程

评估
- 了解病人病情、身体情况、向病人解释、取得合作、问二便
- 观察、了解会阴清洁度及外阴皮肤情况
- 如是孕妇,了解其孕周及产程、阴道流血、流液情况

护士：各位老师好,我是××科××,我已对操作环境、病人病情、自理能力进行评估。现在开始准备用物。

↓

准备
- 操作者：着装规范,剪指甲,洗手,戴口罩
- 用　物：会阴消毒包(棉球或纱布、弯盘、药杯、止血钳或持物钳)、温水、必要时备肥皂棉球、长棉枝、碘伏、橡胶单、治疗巾、便盆及便盆巾
- 环　境：室温适宜,关门窗,遮挡病人

护士：用物已备齐,报告老师(举手)开始操作。

↓

擦洗(冲洗)由外→内
- 垫橡胶单及治疗巾于臀下→脱一侧裤腿→穿裤套→垫便盆→用清水或肥皂水擦洗/冲洗大腿内侧上1/3→阴阜→大阴唇→小阴唇→肛周→肛门→擦干

护士：您好!请问您叫什么名字?××床的××您好!我现在帮您消毒会阴,我帮您脱一侧裤腿,请将双手交叉放在胸前,现在给您擦洗,擦洗液不凉吧,稍忍耐一下,很快就好了。

↓

消毒内→外
- 垫无菌治疗巾于臀下→用无菌镊取浸有消毒液的棉球消毒：
- 小阴唇、大阴唇→阴阜→左右大腿内侧上1/3处→肛周→肛门

↓

整理
- 协助病人穿好裤子,致谢
- 整理用物、分类处理
- 洗手、记录

护士：×××,现在已消毒好了,我帮您穿好裤子,刚才您配合得很好,谢谢您!

护士操作后评价,病人配合操作,动作轻柔,病人满意。报告老师,操作完毕。

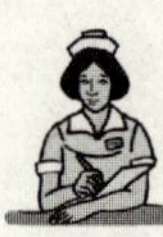

备　注

1. 擦洗顺序应由外向内、自上而下,消毒顺序应由内向外、自上而下
2. 操作过程注意遮挡病人,给予保暖,避免受凉
3. 需进行第二遍外阴消毒时,消毒范围不能超过第一遍
4. 冲洗时要避免冲洗水流入后背,消毒后避免患者双手触碰消毒区域

（二十四）坐浴操作流程

评估 —— 病人身心状况、局部伤口情况、自理能力

护士：各位老师(上午或下午)好，我是××科的××，我进行的是坐浴操作，操作前评估病人身心状况、局部伤口无感染，能配合操作，用物已备齐，(举手)报告老师，开始操作。

准备
- 操作者：着装整洁、剪指甲、洗手、戴口罩
- 用　物：坐浴盆、药液遵医嘱、干净小毛巾、水温计、热水瓶等
- 病　人：排空膀胱
- 环　境：室温适宜、遮挡病人、关门窗等

护士：您好！请问您叫什么名字？××床××，您好！为预防伤口感染，根据医嘱，需要给您用PP液坐浴，请您配合，请您先去小便，把尿液排空，好吗？

配制溶液

坐浴 —— 嘱病人在排空膀胱后全臀和外阴部浸泡于溶液中，浸泡20分钟左右

护士：×××，感觉怎么样？溶液温度合适吗？浸泡的时间要20分钟左右。

护士：××，时间到了，请您用这块毛巾擦干外阴部。

整理
- 抹干外阴部、协助病人穿好裤子、交待注意事项
- 整理病床单位、致谢
- 洗手、记录

护士：请问您这样睡舒服吗？如果您有什么需要，请按床头铃找我们，我也会经常过来看您的，谢谢您的配合。

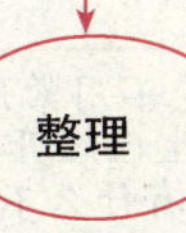

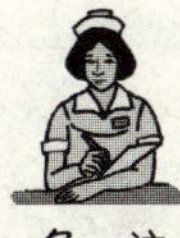

备　注

1. 常用1∶5000的PP液，根据坐浴的目的及医嘱配制合适的溶液并教会病人
2. 坐浴溶液严格按比例配制，浓度过高容易造成黏膜烧伤，浓度过低影响疗效
3. 水温一定保持在40~50℃之间，水温过高易烫伤黏膜
4. 结束后一定要用专用干净的毛巾，以免造成交叉感染
5. 必要时根据病人情况护士在旁照顾

护士操作后评价：病人配合好，无不良反应，用后物品处置符合消毒技术规范(举手)报告老师，操作完毕，谢谢老师，请老师指导(鞠躬)！

（二十五）阴道镜检查术配合流程

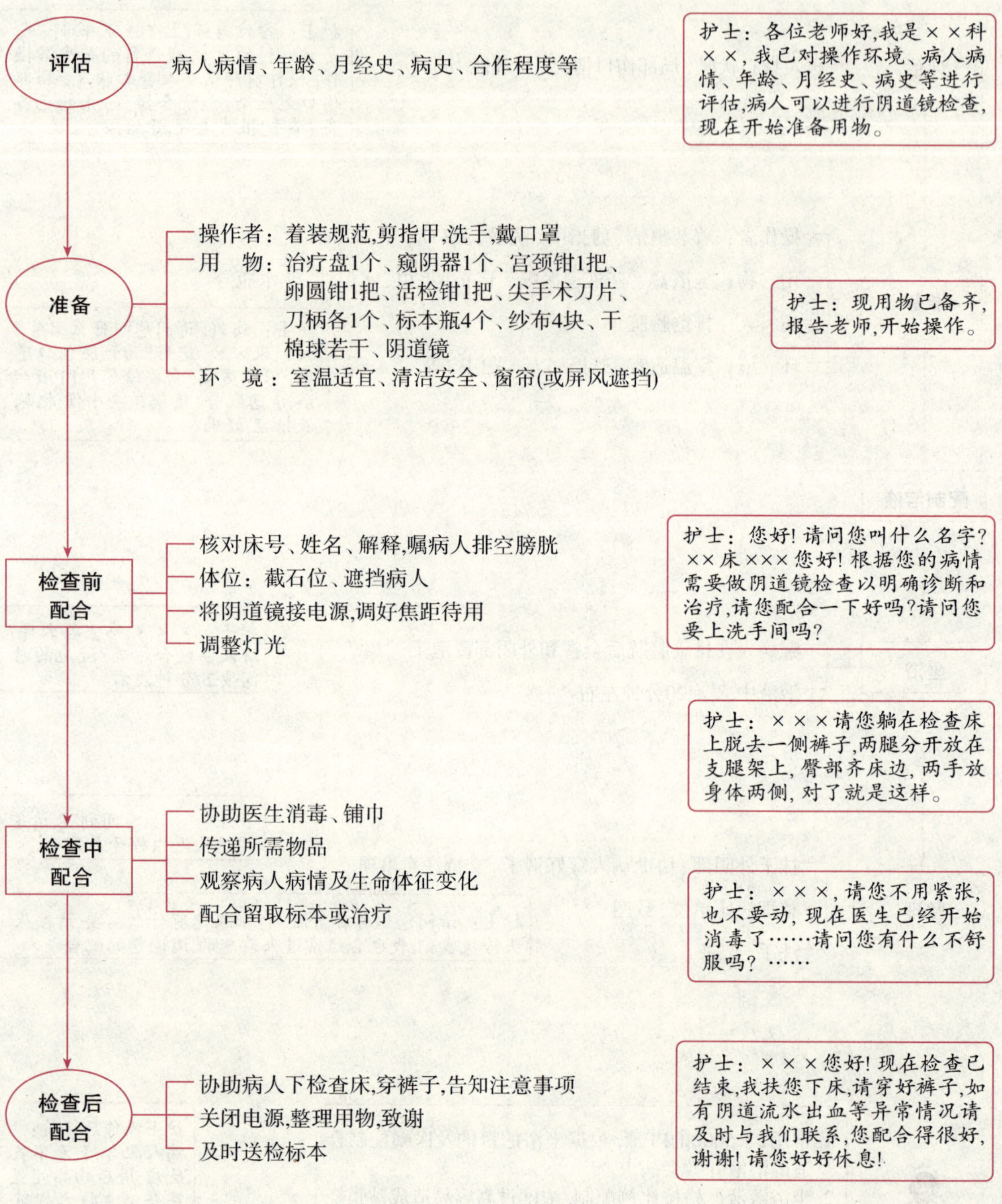

（二十六）腹腔镜检查术配合流程

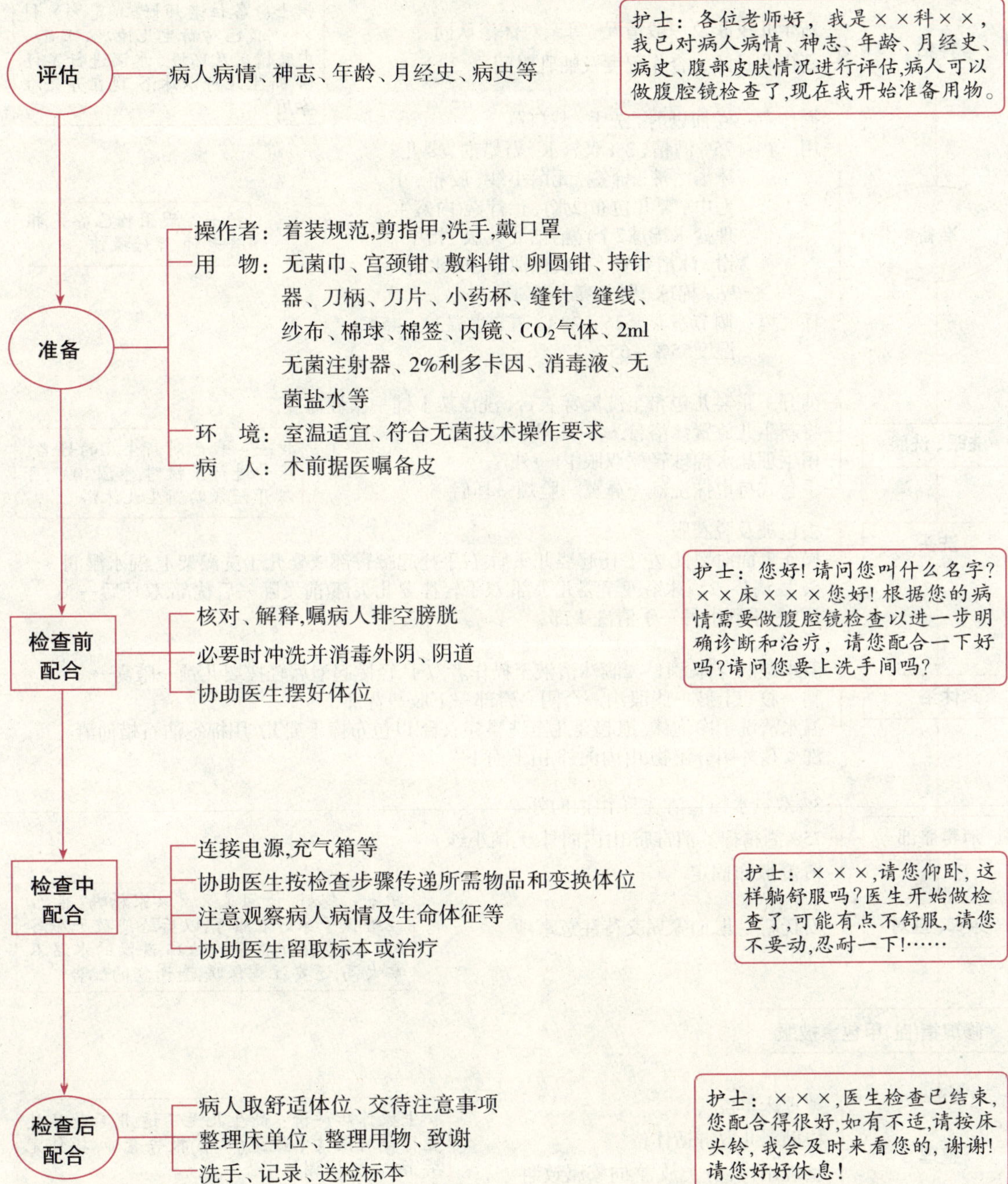

护士：各位老师好，我是××科××，我已对病人病情、神志、年龄、月经史、病史、腹部皮肤情况进行评估,病人可以做腹腔镜检查了,现在我开始准备用物。

护士：您好！请问您叫什么名字？××床×××您好！根据您的病情需要做腹腔镜检查以进一步明确诊断和治疗，请您配合一下好吗？请问您要上洗手间吗？

护士：×××,请您仰卧，这样躺舒服吗？医生开始做检查了,可能有点不舒服，请您不要动,忍耐一下！……

护士：×××,医生检查已结束,您配合得很好,如有不适,请按床头铃,我会及时来看您的，谢谢！请您好好休息！

护士操作后评价：沟通有效,正确配合，操作熟练，病人无不适，请指导。谢谢！

（二十七）新生儿沐浴操作流程

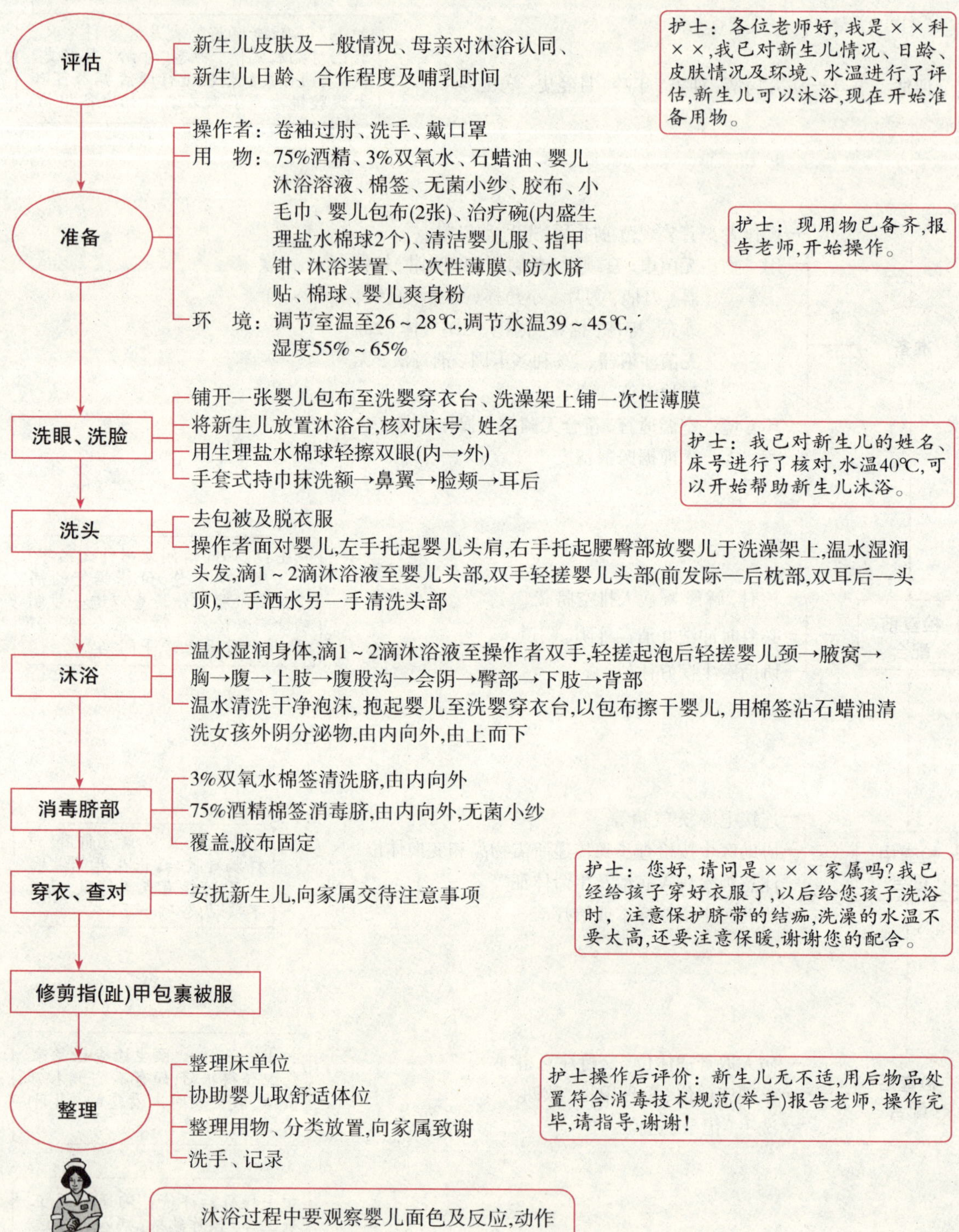

备　注

沐浴过程中要观察婴儿面色及反应，动作敏捷轻柔，防着凉

（二十八）新生儿脐部护理操作流程

评估

- 新生儿日龄、一般状态、脐部情况、
- 有无红肿、渗血、脓性分泌物

护士：报告老师，我是××科××，我已与家属沟通，宝宝局部皮肤良好，用物已备齐，报告老师（举手）开始操作。

准备

- 操作者：着装规范、剪指甲、洗手、戴口罩
- 用　物：治疗盘内2%碘酒、75%酒精、95%酒精、棉签、污物碗、镊子，清洁衣服和尿布
- 婴　儿：（因婴儿无语言表达能力，故应通过观察及与婴儿母亲交流进行评估）核对宝宝情况，观察、询问了解宝宝皮肤、哭声、局部皮肤、大小便情况，解释目的，再次洗手
- 环　境：室温适宜、清洁安全

操作前

- 再次核对姓名，向家属解释
- 暴露婴儿脐部，注意保暖

护士：您好，请问是××家属吗？现在开始给您孩子做脐部护理，请配合。

护理脐部

- 先用2%碘酒环形消毒脐带及根部，再用75%酒精脱碘，最后用95%酒精脱水
- 在消毒脐带根部时可轻轻牵引脐圈线尾达到彻底消毒目的

整理

- 为婴儿穿好衣服，包裹整齐，置舒适体位
- 交待婴儿母亲出院后脐部护理注意事项及异常情况下的处理
- 洗手、记录

护士操作后评价：宝宝脐部无红肿、无分泌物、大小便正常。报告老师（举手）操作完毕。谢谢指导。

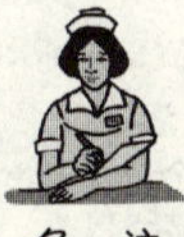

备　注

1. 保持环境清洁
2. 操作时要密切观察脐带有无渗出、脓性分泌物及异常味道
3. 消毒要彻底
4. 脐带未脱落前不能强行剥脱，结扎线有脱落时要重新结，每日护理一次直至脱落

（二十九）早产儿暖箱的使用操作流程

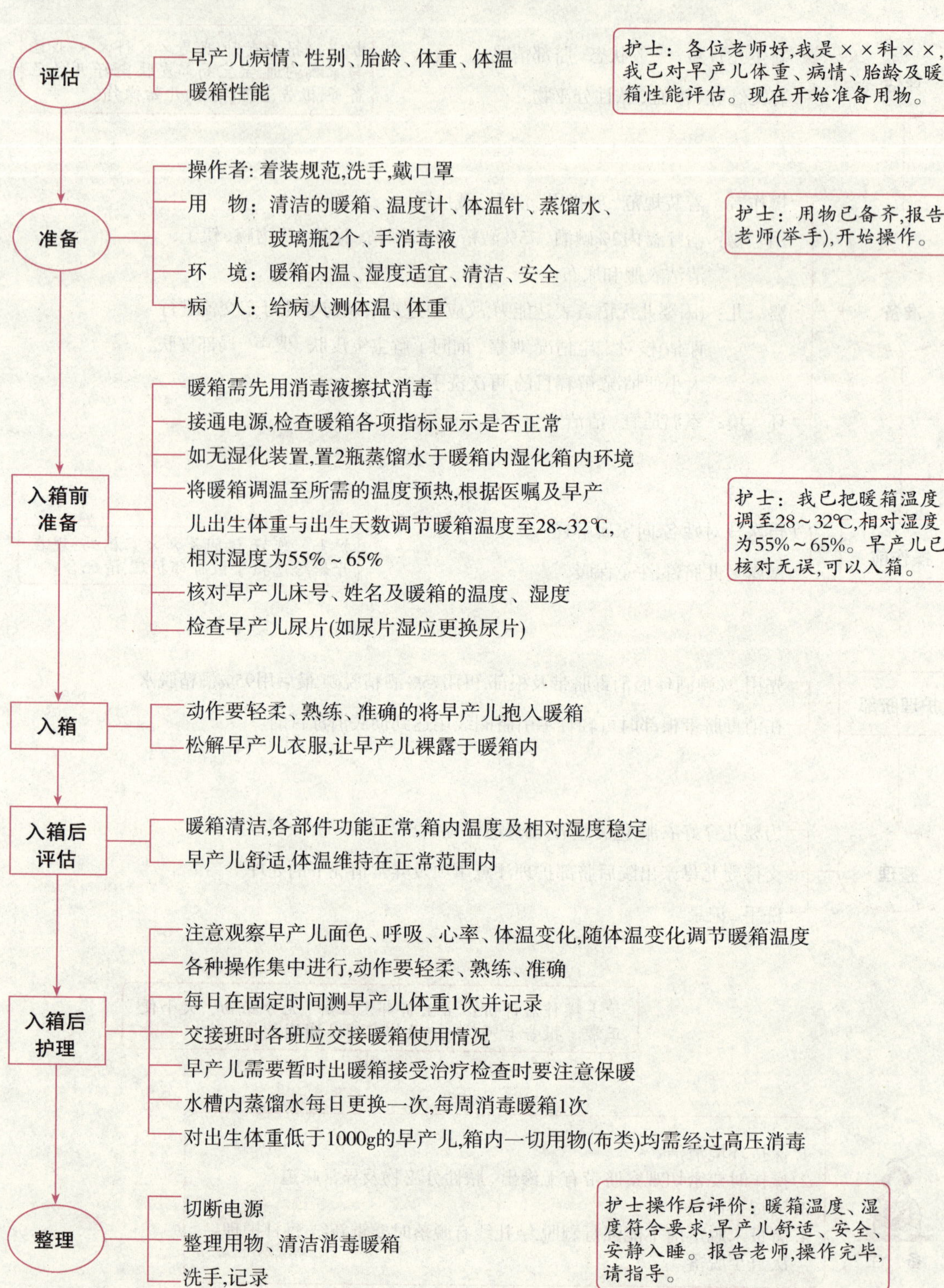

（三十）新生儿蓝光治疗仪使用操作流程

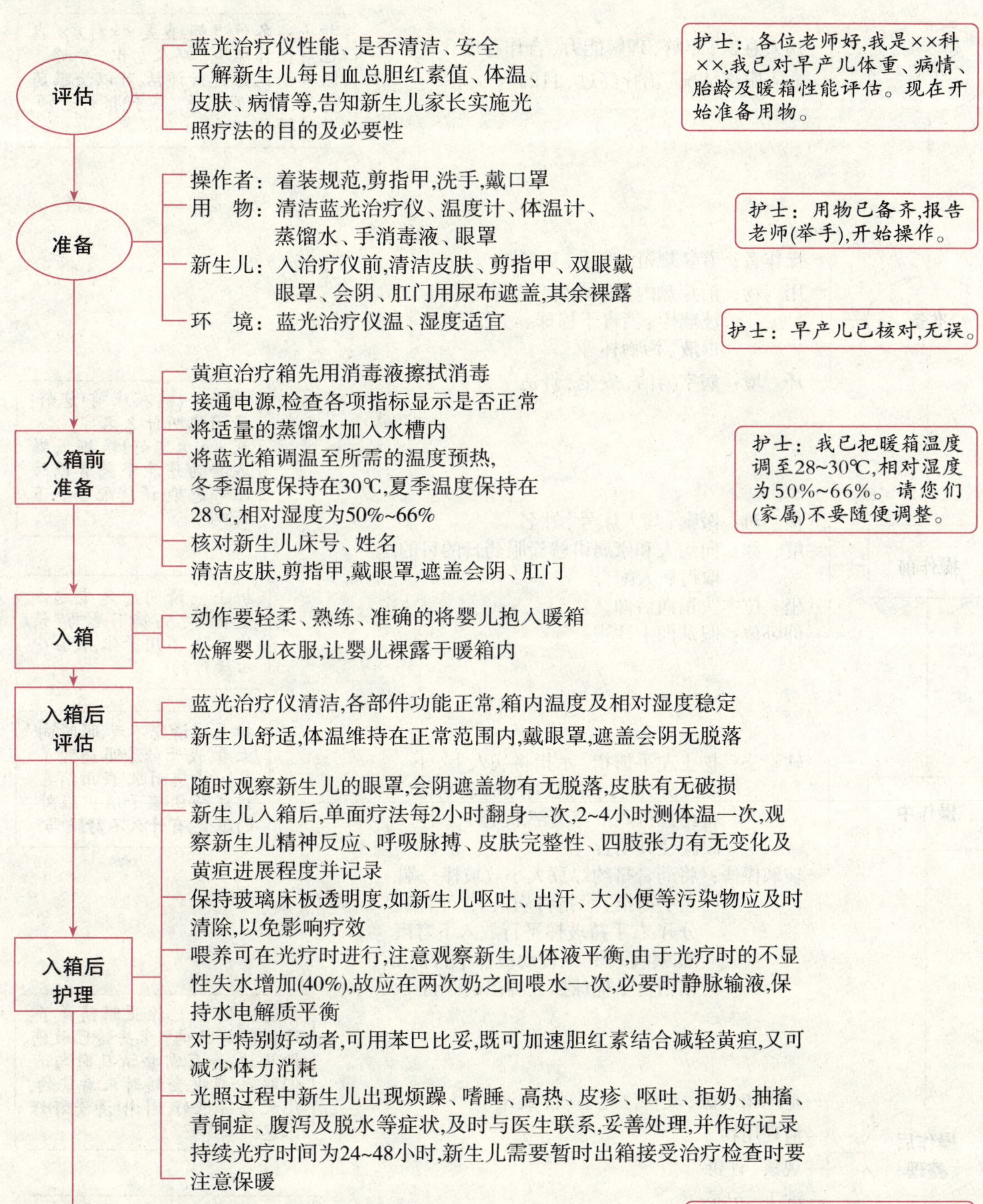

（三十一）涂眼药膏操作流程

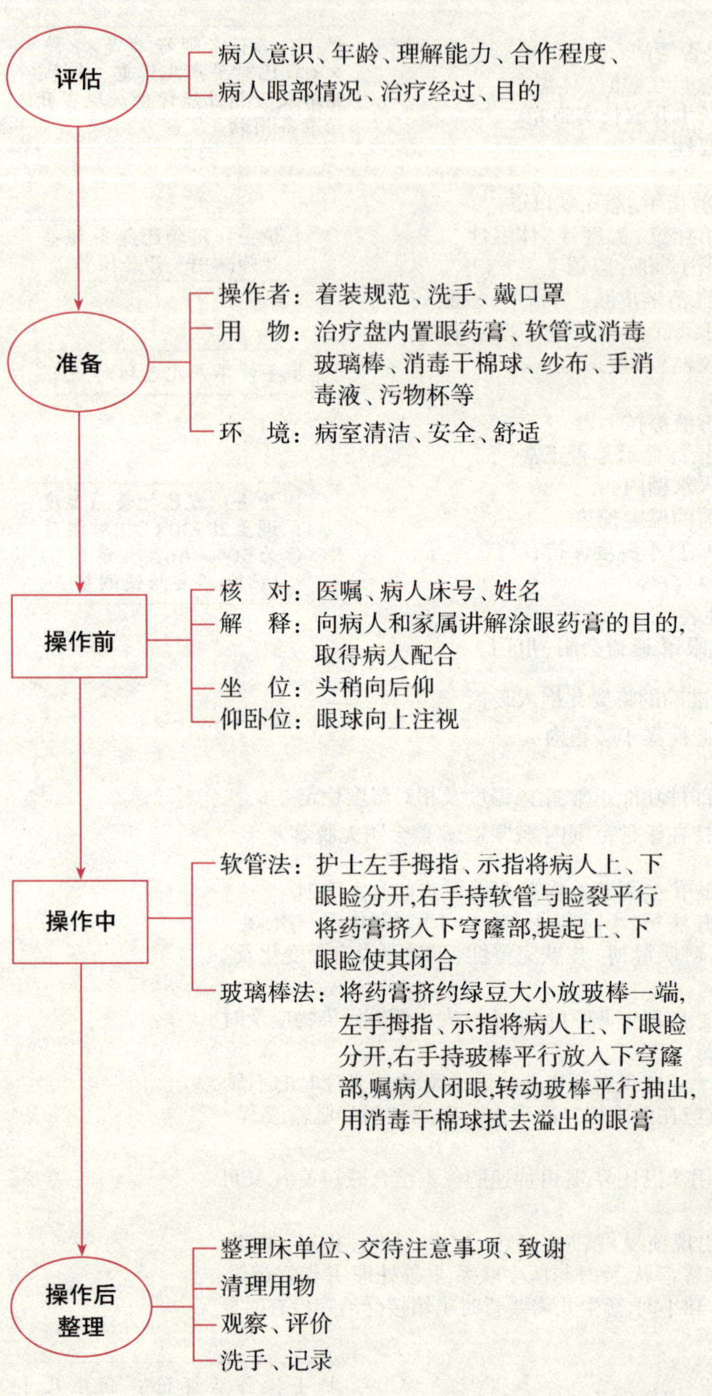

护士：各位老师，我是××科××，我已对操作环境、病人意识、年龄、眼部情况等进行评估，可以涂眼药膏了，已备齐用物，(举手)报告老师，开始操作。

护士：(病人床前)您好！请问您叫什么名字？××床×××您好！根据医嘱我将为您涂眼药膏以防眼部感染，请您配合一下好吗？

护士：请问您是坐起或是躺下？啊躺下是吗？请您平卧，不用紧张，我会小心操作的。

护士：请您不动，眼睛向上看，我开始涂眼药膏了……请您闭眼，我用消毒棉球帮您擦干溢出眼外的眼膏，有什么不舒服吗？

护士：好了，已涂上眼药膏了，这样躺舒服吗？床头铃已放您枕头边，如有需要请及时与我们联系，我也会随时来看您的，您配合得很好，谢谢！请您好好休息！

护士操作后评价：病人了解涂眼药膏的目的，能够配合，病人感觉舒适，无异常反应。报告老师，操作完毕。

（三十二）滴眼药水操作流程

评估
- 病人年龄、意识、眼部病情、治疗经过、滴药目的，理解及合作能力

护士：各位老师好，我是××科××，我已对操作环境、病人意识、年龄、眼部病情进行评估，可以滴眼药水，已备齐用物。(举手)报告老师，开始操作。

准备
- 操作者：着装规范、剪指甲、洗手、戴口罩
- 用　物：治疗盘内置滴管(滴瓶)、消毒干棉球、无菌棉签、眼药水、手消毒液等
- 环　境：病室清洁、安全、舒适

操作前
- 核对：医嘱、病人床号、姓名、年龄
- 解释：向病人及家属讲解眼部用药目的，以取得病人配合
- 体位：协助病人取坐位头稍后仰

护士：(病人床前)您好!请问您叫什么名字？××床×××您好!根据医嘱我将为您滴眼药水以协助检查和治疗，请您配合好吗？

护士：请您不用紧张，坐起头稍后仰，我会尽量小心操作的。

操作中
- 操作者站病人头侧或对侧，无菌棉签拭去病人泪水及眼分泌物
- 操作者左手拇指、示指轻轻外翻上、下眼睑，滴眼药水
- 嘱病人闭目轻转眼
- 操作者用消毒棉球擦干眼部皮肤

护士：对了就是这样，现在我开始滴眼药水了……好了已滴眼药水了。请您轻转眼球闭眼2~3min。

操作后整理
- 整理床单位、致谢
- 清理用物
- 观察、评价
- 洗手、记录

护士：操作已完毕，请问您有何不舒服吗？请您躺下我给您盖好被子，床头铃放枕头边，如有需要请及时与我们联系，我也会随时来看您的，谢谢您的配合，请您好好休息!

护士操作后评估：病人了解滴眼药的目的，能够配合，操作方法正确，病人感觉舒适。报告老师，操作完毕。

（三十三）咽拭子标本采集法操作流程

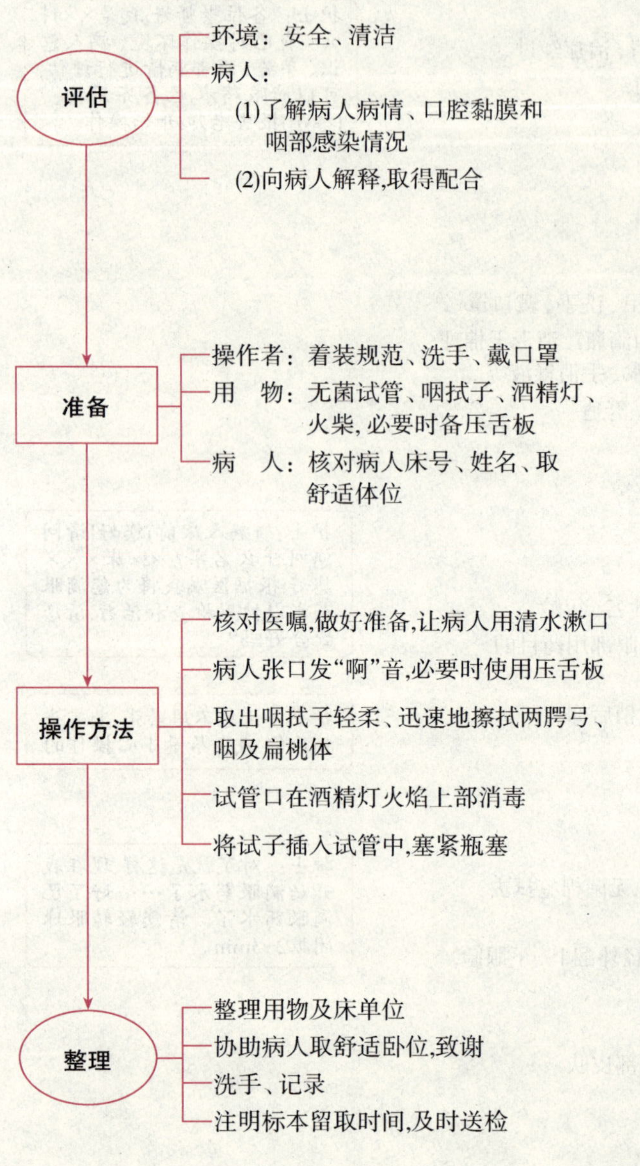

护士：各位老师(上午或下午)好,我是××科的×××,我进行的是咽拭子标本采集法,操作前评估病人病情,口腔黏膜完整,咽部有分泌物,用物已备齐,(举手)报告老师,开始操作。

护士：您好,请问您叫什么名字？××床的×××您好!因为您咽部受到感染,根据医嘱,我要从您的咽部取点分泌物进行化验,请您配合一下,好吗？

护士：×××,请您用清水漱口。

护士：请您张口发“啊”音。

护士：××,我现在取分泌物了,会有一些难受,请您忍一下。

护士：××,已取得分泌物了,可以闭上嘴巴了。

护士：××,请问您这样睡舒服吗?如果您有什么需要,请按床头铃找我们,我也会经常过来看您的,谢谢您的配合。

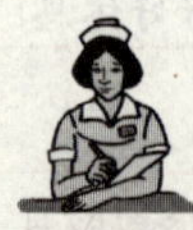

注意事项

1. 告知病人检查目的、采集方法、采集时间
2. 操作过程中,应注意瓶口消毒,保持容器无菌
3. 最好在使用抗菌物治疗前采集标本

护士操作后评价：标本已及时送检,报告老师,操作完毕。谢谢老师,请各位老师指导(鞠躬)。

（三十四）纤支镜引导下经鼻气管插管的配合流程

评估

- 病人对纤支镜认知、心理和承受力、病人口、鼻腔情况,纤支镜性能和运转是否正常

护士：各位老师好,我是××科××,我已对病人病情、口、鼻腔情况、纤支镜及附属器件的性能进行评估。评估的结果是病人可以进行纤支镜引导下经鼻气管插管。现用物已备齐,(举手)报告老师,开始操作。

准备

- 操作者：着装规范,洗手,戴口罩
- 用　物：鼻插管、5ml或10ml注射器、棉签、麻黄碱、5%利多卡因、砂轮、剪刀、胶布、石蜡油、生理盐水250ml,冷光源、纤支镜(2%戊二醛浸泡消毒30分钟),线板、无菌手套2副,输氧装置、吸痰装置、吸痰管数条、灭菌注射用水1瓶、简易呼吸器
- 病　人：摆好床位,去掉床头板,帮助病人摆好体位,去枕平卧位,用干毛巾遮挡病人双眼
- 环　境：安静、清洁、温湿度适宜

插管前配合

- 核对床号、姓名
- 用麻黄碱及利多卡因做好鼻部局麻
- 选择型号合适的鼻插管,试有无漏气,用石蜡油润滑鼻插管前端
- 打开纤支镜用物包,弯盘内盛生理盐水
- 接好冷光源电源,试冷光源是否处于完好,纤支镜与冷光源及吸痰装置连接,把纤支镜交给医生
- 打开吸引器,递生理盐水给医生清洗纤支镜,用石蜡油润滑纤支镜前端

护士：您好！请问您叫××名字?××床×××,您好！根据您的病情的需要,医生要为您作经鼻气管插管,请您配合一下,一会作插管有点不舒服,请您放松不要紧张。

护士：××,您早上没吃饭、喝水吧?我现在要向您的咽喉部喷麻药，请张开嘴……

医生置入镜

- 固定病人头部
- 纤支镜插入相应位置后,协助医生将鼻导管送到合适位置

护士：××,现在做吞咽动作。

插入气管导管后

- 插管成功后往鼻插管球囊内打气并用扁带妥善固定鼻插管,监测气囊压力为18~20mmHg。清理气管内分泌物,吸痰呼吸囊纯氧接气管套管通气,胸廓起伏

护士：×××,我已经为您作好经鼻气管插管。谢谢您的配合。嗓子还麻是正常现象,不要紧张,回去后2h内不要吃东西,可以轻轻咳嗽,促进排痰,如果您还有什么需要,请及时按铃,床头铃给您放这儿了,您好好休息。

医生确定操作成功

- 根据病情调节氧流量,予气管导管内供氧或者予简易呼吸器辅助呼吸。
- 观察气管导管插入深度

整理

- 整理床单位及用物、告知注意事项、致谢
- 按要求清洗、消毒纤支镜,用物送消毒
- 洗手、详细记录,床边交接班

护士操作后评价：操作配合熟练、正确,病人无不良反应。用后物品处理符合消毒技术规范。报告老师(举手),操作完毕。请老师指导。

参考书籍

马如娅. 护理技术. 北京:人民卫生出版社,2002.
马如娅. 护理技术学习指导. 北京:人民卫生出版社,2003.
陈燕燕. 眼耳鼻口腔科护理学. 北京:人民卫生出版社,2006.
池金凤. 专科护理技术. 北京:科学出版社,2003.
崔焱. 儿科护理学. 北京:人民卫生出版社,2006.
范玲. 儿科护理学. 北京:人民卫生出版社,2005.
黄宗海,刘雪琴. 现代外科学与护理. 北京:军事医学科学出版社,2006.
蒋红,王树珍. 临床护理技术规范. 上海:复旦大学出版社,2006.
劳樟森. 五官科护理学. 北京:人民卫生出版社,2000.
李寿枝. 专科护理技术. 北京:北京科学技术出版社,2004.
楼蓉蓉. 专科护理技术. 北京:科学出版社,2004.
莫洁玲,狄春艳,张志霞. 护理技术. 北京:北京科学技术出版社,2004.
倪国华,汪婉南. 成人护理. 北京:高等教育出版社,2005.
魏革,刘苏君. 手术室护理学,第2版. 北京:人民军医出版社,2005.
吴慧云. 眼耳鼻咽喉和口腔科护理学. 北京:人民卫生出版社,2004.
夏海鸥. 妇产科护理学. 北京:人民卫生出版社,2003.
张洪君. 现代临床专科护理操作培训手册. 北京:人民军医出版社,2006.
章晓幸. 护理技能训练与评价. 杭州:浙江大学出版社,2006.
郑修霞. 妇产科护理学,第3版. 北京:人民卫生出版社,2005.
朱京慈,王春梅. 现代护理实践技能. 北京:人民军医出版社,2004.
朱启梅. 护理技术Ⅲ. 北京:科学出版社,2004.
刘雪琴,彭刚艺. 临床护理技术规范. 广州:广东科学技术出版社,2007.
殷磊. 护理学基础. 北京:人民卫生出版社,2003.
张新平,郑凤莉. 基础护理技术. 北京:科学出版社,2003.
章晓辛. 护理学导论、常用护理技术. 北京:高等教育出版社,2005.
马如娅. 护理技术. 北京:人民卫生出版社,2002.
王建荣,张雅君. 基本护理技术操作规程与图解. 北京:人民军医出版社,2003.
余剑珍. 基础护理技术. 北京:科学出版社,2003.
庄红. 基础护理技术. 北京:高等教育出版社,2004.
孙晓洁. 护理技术. 北京:人民卫生出版社,2002.
崔炎. 护理学基础. 北京:人民卫生出版社,2002.
杜国香,牛秀美. 护理技术Ⅱ. 北京:科学出版社,2004.
俞思红. 护理技术:北京:高等教育出版社,2002.
鲍曼玲. 护理技术:北京:人民卫生出版社,2003.

徐小兰.护理学基础.北京:高等教育出版社,2003.

周秀华.急救护理学.北京:人民卫生出版社,2001.

彭刚艺.急重症护理学.北京:人民卫生出版社,2001.

周秀华.急救护理学.北京:人民卫生出版社,2001.

王一镗.心肺复苏的三阶段 ABCD 四步骤.中国急救医学,1998(3):5.

周荣斌.心肺复苏的药物应用.中国急救医学,2000,20(1):54~55.

沈洪.国际心肺复苏和心血管急救指南2000系列讲座.中国危重病急救医学,2001,13(3):1~7.

周秀华.内外科护理学.北京:北京科学技术出版社,2001.